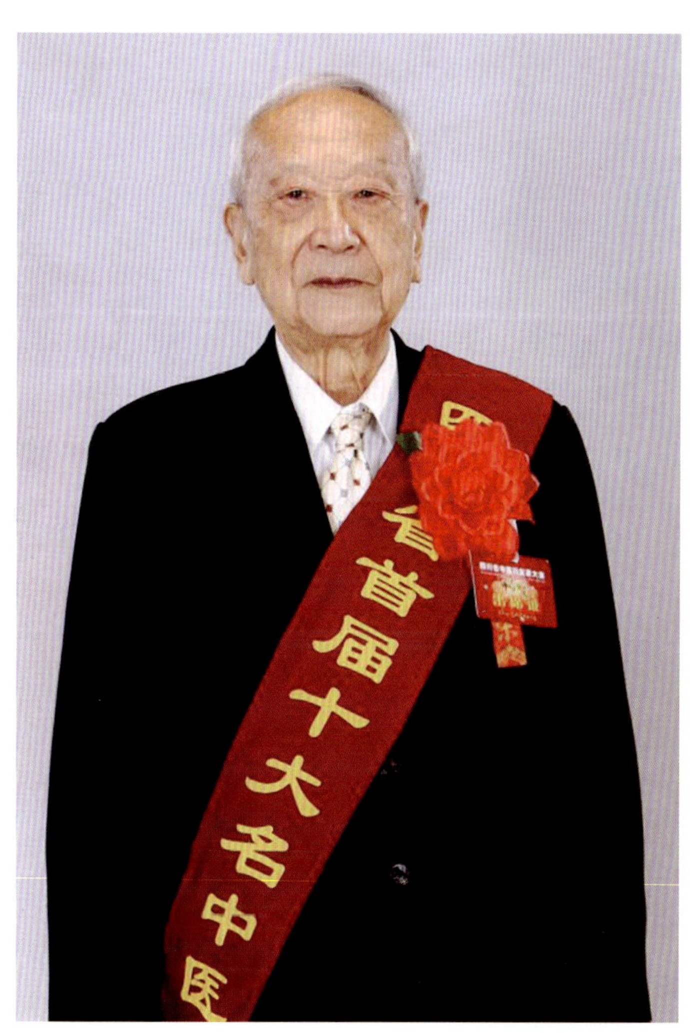

图1　李孔定

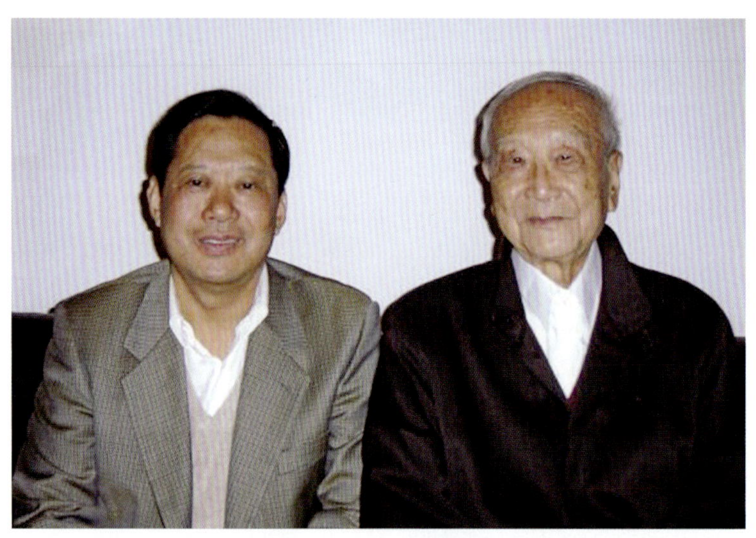

图2　第十二届全国政协副主席、农工党第十五届中央常务副主席刘晓峰（时任四川省副省长）看望李孔定教授（2006年）

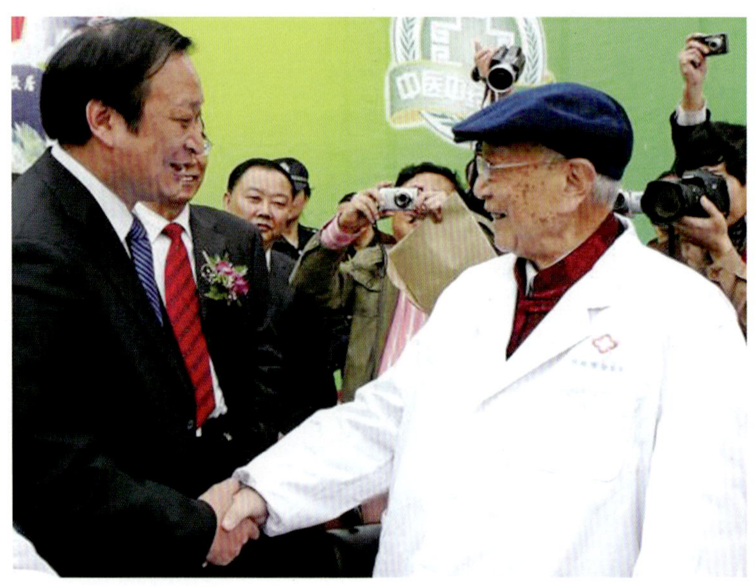

图3　原国家卫生计生委副主任兼国家中医药管理局局长王国强看望李孔定教授（2009年）

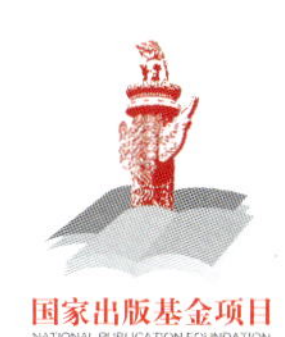

川派中医药名家系列丛书

李孔定

沈其霖 主编

中国中医药出版社
·北 京·

图书在版编目（CIP）数据

川派中医药名家系列丛书 . 李孔定 / 沈其霖主编 . —北京：中国中医药出版社，2018.12（2021.5 重印）

ISBN 978 – 7 – 5132 – 4351 – 3

Ⅰ . ①川…　Ⅱ . ①沈…　Ⅲ . ①李孔定（1926 — 2011）—生平事迹　②中医临床—经验—中国—现代　Ⅳ . ① K826.2　② R249.7

中国版本图书馆 CIP 数据核字（2017）第 173559 号

中国中医药出版社出版

北京经济技术开发区科创十三街 31 号院二区 8 号楼

邮政编码　100176

传真　010-64405721

廊坊市祥丰印刷有限公司印刷

各地新华书店经销

开本 710 × 1000　1/16　印张 12.75　彩插 1　字数 223 千字

2018 年 12 月第 1 版　2021 年 5 月第 2 次印刷

书号　ISBN 978 – 7 – 5132 – 4351 – 3

定价　59.00 元

网址　www.cptcm.com

社 长 热 线　010-64405720

购 书 热 线　010-89535836

维 权 打 假　010-64405753

微信服务号　zgzyycbs

微商城网址　https://kdt.im/LIdUGr

官 方 微 博　http://e.weibo.com/cptcm

天猫旗舰店网址　https://zgzyycbs.tmall.com

如有印装质量问题请与本社出版部联系（010-64405510）

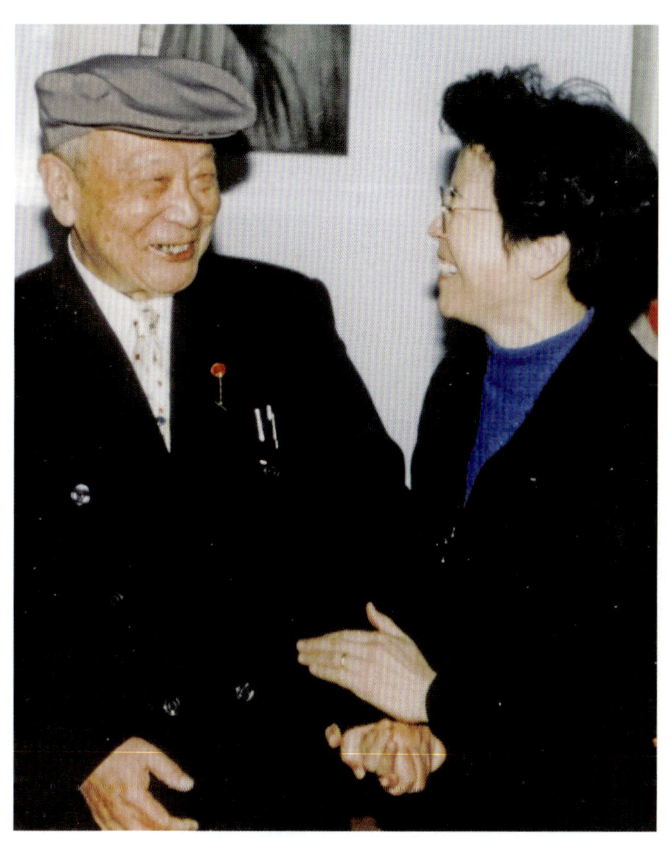

图4　原卫生部副部长兼国家中医药管理局局长佘靖看望李孔定教授（1998年）

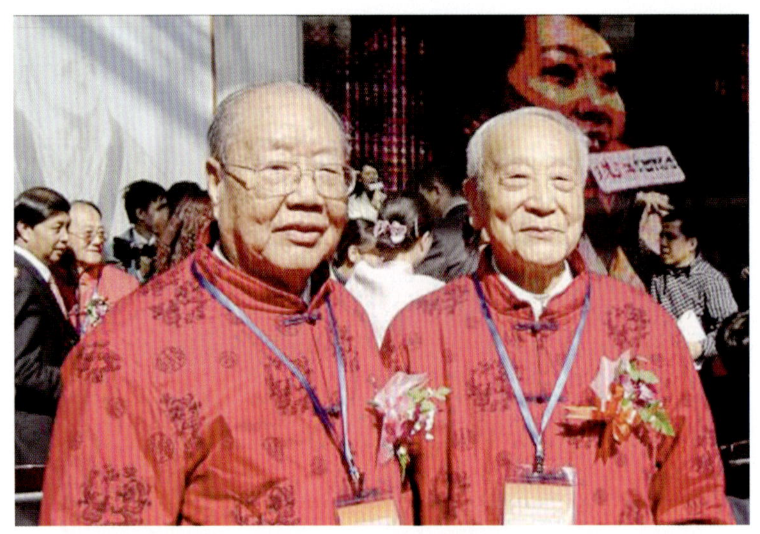

图5　老友重逢（左为国医大师朱良春教授）

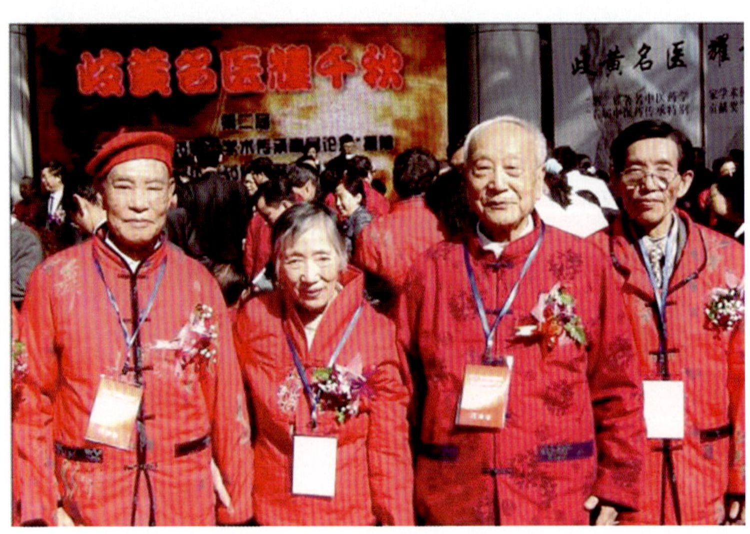

图6　中医脊梁（从左至右依次为王静安、孙同郊、李孔定、钟以泽）

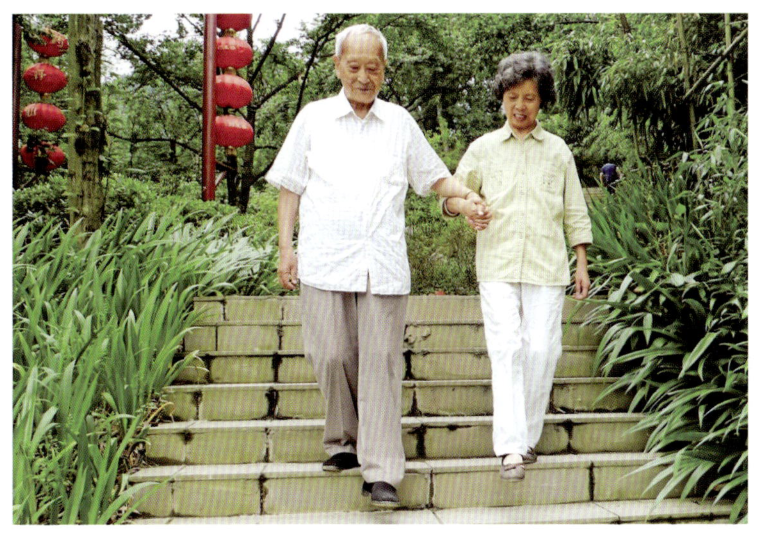

图7　携手并肩相濡以沫，夫唱妇随琴瑟和谐

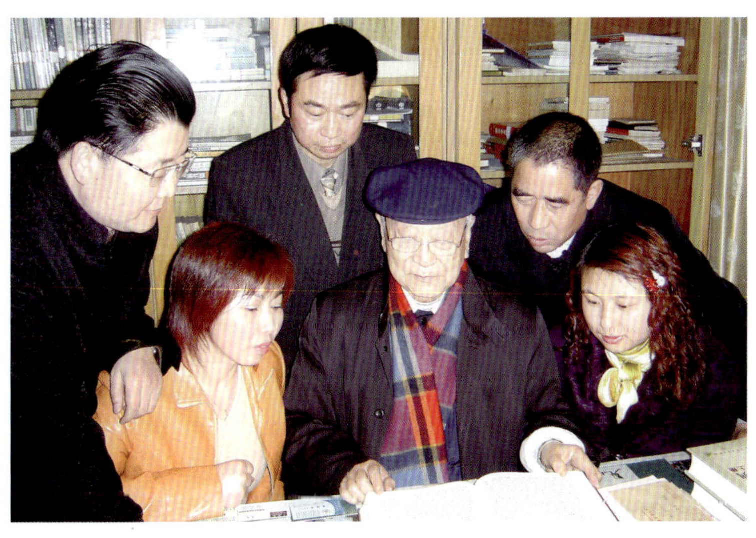

图8　中医世家（从左至右依次为女婿沈其霖、女儿李正荣、女婿冯进、李孔定、儿子李正己、外孙女冯雪）

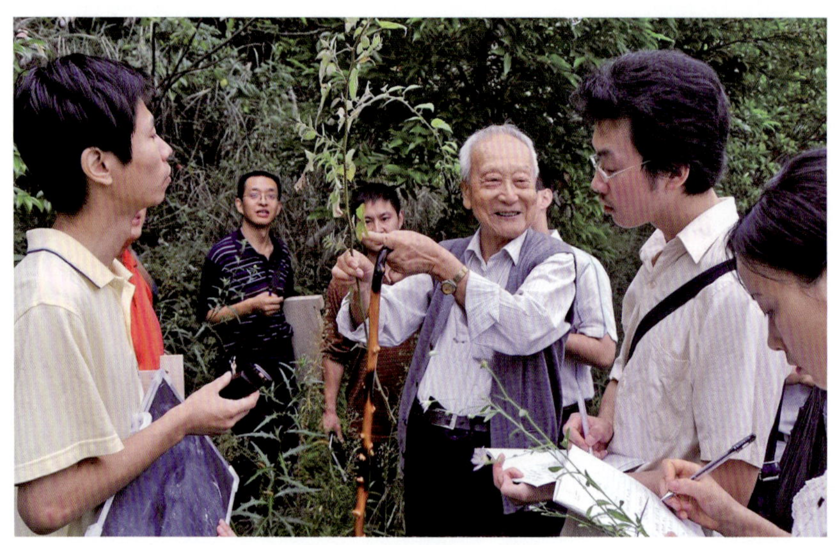

图9　薪火传承（带学员上山采认草药）

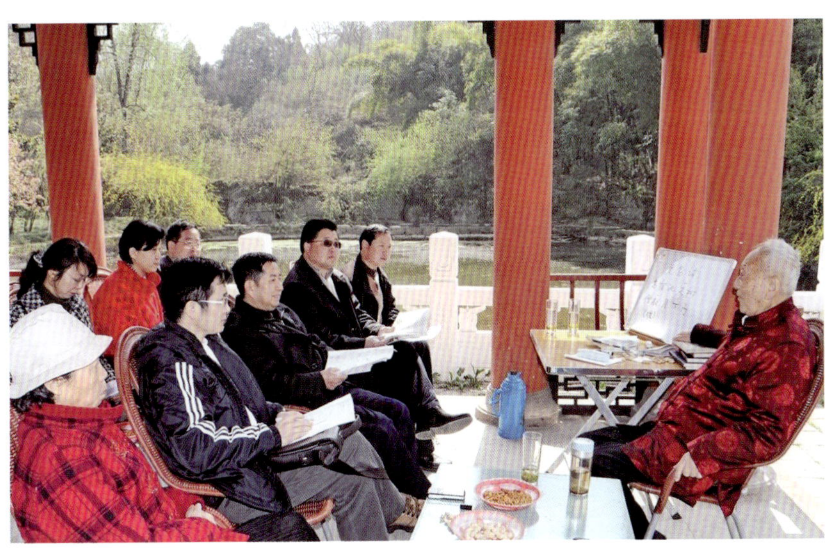

图10　国学讲座（在富乐山讲授诗词格律）

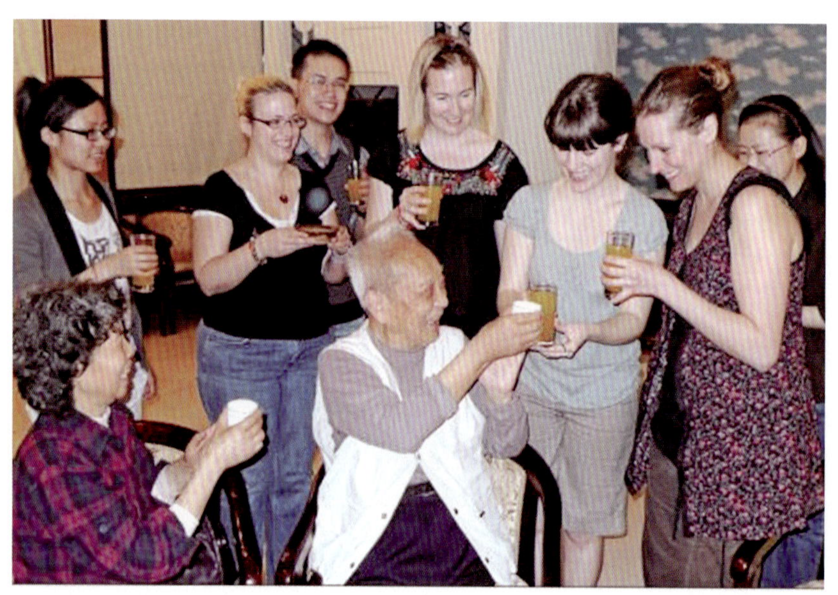

图11　海外来贺（外国留学生为李孔定教授庆贺生日）

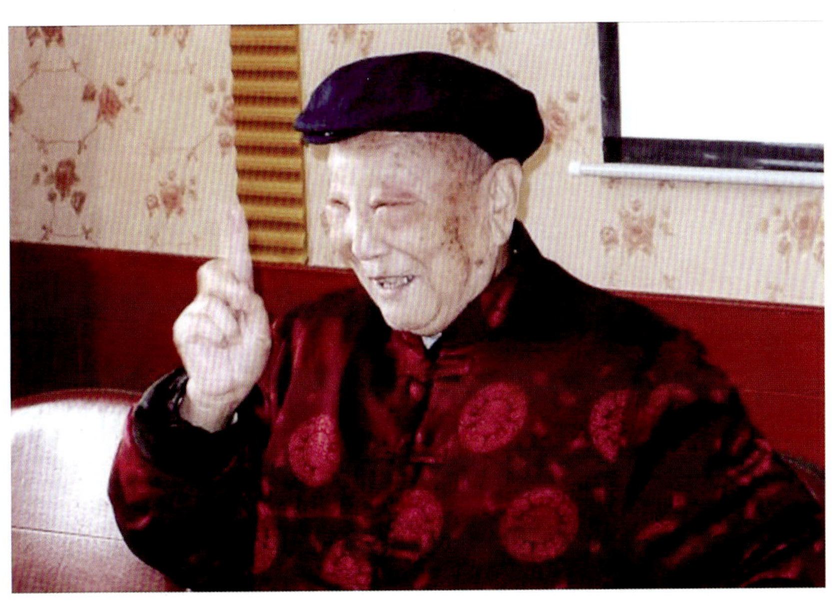

图12　春蚕吐丝（李孔定教授癌症晚期全身衰竭水肿，仍坚持为学员讲课）

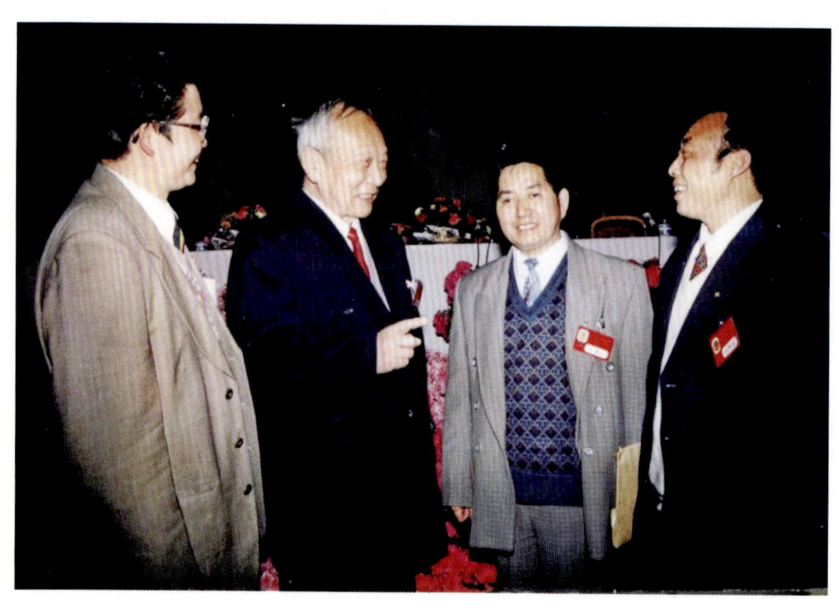

图13　参政议政（从左至右依次为时任市政协委员沈其霖、市政协副主席李孔定、市政协委员李培和马诚伟）

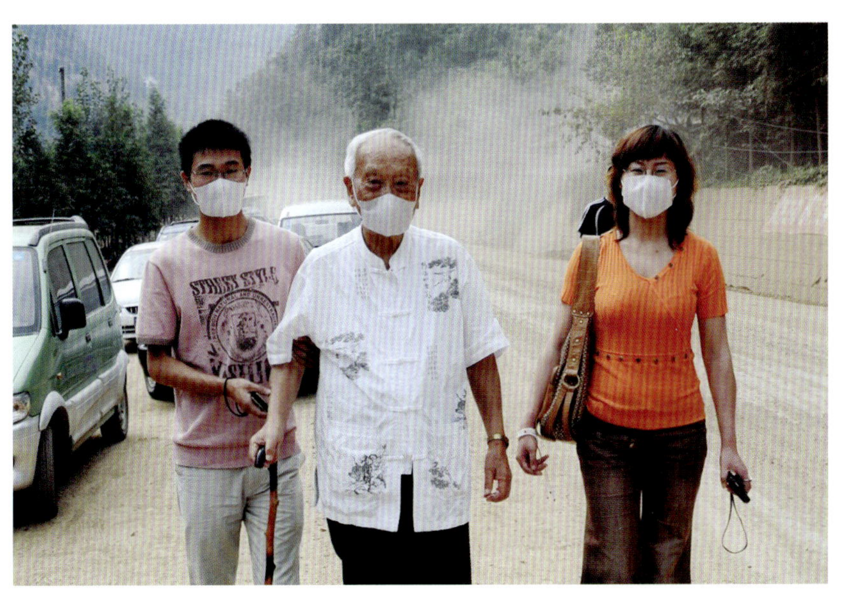

图14　“5.12”地震后，82岁高龄身患重病的李孔定亲临北川查看灾情，为灾后防疫献方

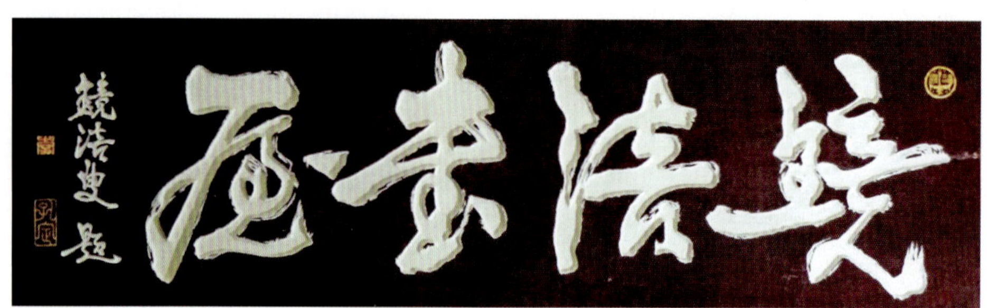

图15　李孔定书法1

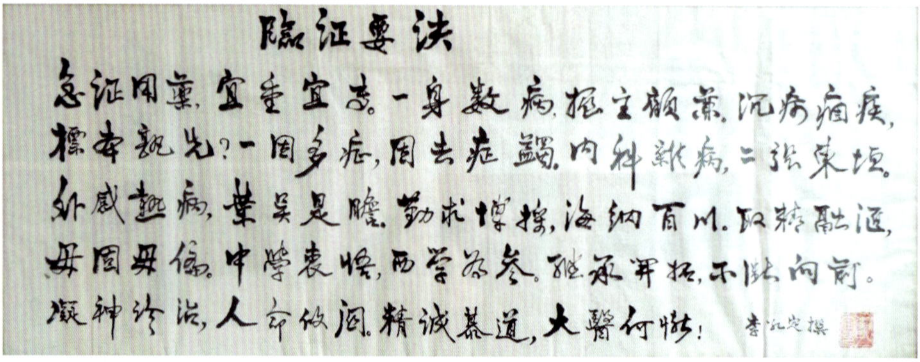

临证要诀

急证用药，宜重宜专。一身数病，握主顾兼。沉疴痼疾，标本孰先？一因多症，因去症蠲。内科杂病，二张东垣。外感热病，叶吴是瞻。勤求博採，海纳百川。取精融通，毋固毋偏。中学为体，西学为参。继承开拓，不断向前。凝神诊治，人命攸关。精诚慕道，大醫何惭！　李孔定撰

图16　李孔定书法2

《川派中医药名家系列丛书》编委会

总 主 编：田兴军　杨殿兴

副总主编：杨正春　张　毅　和中浚

编写秘书：毛黎黎　邢　军

《李孔定》编委会

主　　编：沈其霖

副 主 编：谭亚萍

编　　委：景洪贵　张　耀　李正荣　袁晓鸣

总序——加强文化建设，唱响川派中医

四川，雄居我国西南，古称巴蜀，成都平原自古就有天府之国的美誉，天府之土，沃野千里，物华天宝，人杰地灵。

四川号称“中医之乡、中药之库”，巴蜀自古出名医、产中药，据历史文献记载，自汉代至明清，见诸文献记载的四川医家有 1000 余人，川派中医药影响医坛 2000 多年，历久弥新；川产道地药材享誉国内外，业内素有“无川（药）不成方”的赞誉。

医派纷呈　源远流长

经过特殊的自然、社会、文化的长期浸润和积淀，四川历朝历代名医辈出，学术繁荣，医派纷呈，源远流长。

汉代以涪翁、程高、郭玉为代表的四川医家，奠定了古蜀针灸学派。郭玉为涪翁弟子，曾任汉代太医丞。涪翁为四川绵阳人，曾撰著《针经》，开巴蜀针灸先河，影响深远。1993 年，在四川绵阳双包山汉墓出土了最早的汉代针灸经脉漆人；2013 年，在成都老官山再次出土了汉代针灸漆人和 920 支医简，带有“心”“肺”等线刻小字的人体经穴髹漆人像是我国考古史上首次发现，应是迄今我国发现的最早、最完整的经穴人体医学模型，其精美程度令人咋舌！又一次证明了针灸学派在巴蜀的渊源和影响。

四川山清水秀，名山大川遍布。道教的发祥地青城山、鹤鸣山就坐落在成都市。青城山、鹤鸣山是中国的道教名山，是中国道教的发源地之一，自东汉以来历经 2000 多年，不仅传授道家的思想，道医的学术思想也因此启蒙产生。道家注重炼丹和养生，历代蜀医多受其影响，一些道家也兼行医术，如晋代蜀医李常在、李八百，宋代皇甫坦，以及明代著名医家韩懋（号飞霞道人）等，可见丹道医学在四川影响深远。

川人好美食，以麻、辣、鲜、香为特色的川菜享誉国内外。川人性喜自在休闲，养生学派也因此产生。长寿之神——彭祖，号称活了 800 岁，相传他经历了尧舜夏商诸朝，据《华阳国志》载，“彭祖本生蜀”，“彭祖家其彭蒙”，由此推断，彭祖不但家在彭山，而且他晚年也落叶归根于此，死后葬于彭祖山。彭祖山坐落在成都彭山县，彭祖的长寿经验在于注意养生锻炼，他是我国气功的最早创始人，他的健身法被后人写成《彭祖引导法》；他善烹饪之术，创制的“雉羹之道”被誉为“天下第一羹”，屈原在《楚辞·天问》中写道：“彭铿斟雉，帝何飨？受寿永多，夫何久长？”反映了彭祖在推动我国饮食养生方面所做出的贡献。五代、北宋初年，著名的道教学者陈希夷，是四川安岳人，著有《指玄篇》《胎息诀》《观空篇》《阴真君还丹歌注》等。他注重养生，强调内丹修炼法，将黄老的清静无为思想、道教修炼方术和儒家修养、佛教禅观会归一流，被后世尊称为“睡仙”“陈抟老祖”。现安岳县有保存完整的明代陈抟墓，有陈抟的《自赞铭》，这是全国独有的实物。

四川医家自古就重视中医脉学，成都老官山出土的汉代医简中就有《五色脉诊》（原有书名）一书，其余几部医简经初步整理暂定名为《敝昔医论》《脉死候》《六十病方》《病源》《经脉书》《诸病症候》《脉数》等。学者经初步考证推断极有可能为扁鹊学派已经亡佚的经典书籍。扁鹊是脉学的倡导者，而此次出土的医书中脉学内容占有重要地位，一起出土的还有用于经脉教学的人体模型。唐代杜光庭著有脉学专著《玉函经》3卷，后来王鸿骥的《脉诀采真》、廖平的《脉学辑要评》、许宗正的《脉学启蒙》、张骥的《三世脉法》等，均为脉诊的发展做出了贡献。

昝殷，唐代四川成都人。昝氏精通医理，通晓药物学，擅长妇产科。唐大中年间，他将前人有关经、带、胎、产及产后诸症的经验效方及自己临证验方共378首，编成《经效产宝》3卷，是我国最早的妇产科专著。加之北宋时期的著名妇产科专家杨子建（四川青神县人）编著的《十产论》等一批妇产科专论，奠定了巴蜀妇产学派的基石。

宋代，以四川成都人唐慎微为代表撰著的《经史证类备急本草》，集宋代本草之大成，促进了本草学派的发展。宋代是巴蜀本草学派的繁荣发展时期，陈承的《重广补注神农本草并图经》，孟昶、韩保昇的《蜀本草》等，丰富、发展了本草学说，明代李时珍的《本草纲目》正是在此基础上产生的。

宋代也是巴蜀医家学术发展最活跃的时期。四川成都人、著名医家史崧献出了家藏的《灵枢》，校正并音释，名为《黄帝素问灵枢经》，由朝廷刊印颁行，为中医学发展做出了不可估量的贡献，可以说，没有史崧的奉献就没有完整的《黄帝内经》。虞庶撰著的《难经注》、杨康侯的《难经续演》，为医经学派的发展奠定了基础。

史堪，四川眉山人，为宋代政和年间进士，官至郡守，是宋代士人而医的代表人物之一，与当时的名医许叔微齐名，其著作《史载之方》为宋代重要的名家方书之 。同为四川眉山人的宋代大文豪苏东坡，也有《苏沈内翰良方》（又名《苏沈良方》）传世，是宋人根据苏轼所撰《苏学士方》和沈括所撰《良方》合编而成的中医方书。加之明代韩懋的《韩氏医通》等方书，一起成为巴蜀医方学派的代表。

四川盛产中药，川产道地药材久负盛名，以回阳救逆、破阴除寒的附子为代表的川产道地药材，既为中医治病提供了优良的药材，也孕育了以附子温阳为大法的扶阳学派。清末四川邛崃人郑钦安提出了中医扶阳理论，他的《医理真传》

《医法圆通》《伤寒恒论》为奠基之作，开创了以运用附、姜、桂为重点药物的温阳学派。

清代西学东进，受西学影响，中西汇通学说开始萌芽，四川成都人唐宗海以敏锐的目光捕捉西学之长，融汇中西，撰著了《血证论》《医经精义》《本草问答》《金匮要略浅注补正》《伤寒论浅注补正》，后人汇为《中西汇通医书五种》，成为“中西汇通”的第一种著作，也是后来人们将主张中西医兼容思想的医家称为“中西医汇通派”的由来。

名医辈出　学术繁荣

中华人民共和国成立后，历经沧桑的中医药，受到党和国家的高度重视，在教育、医疗、科研等方面齐头并进，一大批中医药大家焕发青春，在各自的领域里大显神通，中医药事业欣欣向荣。

四川中医教育的奠基人——李斯炽先生，在 1936 年创立了“中央国医馆四川分馆医学院”，简称“四川国医学院”。该院为国家批准的办学机构，虽属民办但带有官方性质。四川国医学院也是成都中医学院（现成都中医药大学）的前身，当时汇集了一大批中医药的仁人志士，如内科专家李斯炽、伤寒专家邓绍先、中药专家凌一揆等，还有何伯勋、杨白鹿、易上达、王景虞、周禹锡、肖达因等一批蜀中名医，可谓群贤毕集，盛极一时。共招生 13 期，培养高等中医药人才 1000 余人，这些人后来大多数都成为中华人民共和国成立后的中医药领军人物，成为四川中医药发展的功臣。

1955 年国家在北京成立了中医研究院，1956 年在全国西、北、东、南各建立了一所中医学院，即成都、北京、上海、广州中医学院。成都中医学院第一任院长由周恩来总理亲自任命。李斯炽先生继创办四川国医学院之后又成为成都中医学院的第一任院长。成都中医学院成立后，在原国医学院的基础上，又汇集了一大批有造诣的专家学者，如内科专家彭履祥、冉品珍、彭宪章、傅灿冰、陆干甫；伤寒专家戴佛延；医经专家吴棹仙、李克光、郭仲夫；中药专家雷载权、徐楚江；妇科专家卓雨农、曾敬光、唐伯渊、王祚久、王渭川；温病专家宋鹭冰；外科专家文琢之；骨、外科专家罗禹田；眼科专家陈达夫、刘松元；方剂专家陈潮祖；医古文专家郑孝昌；儿科专家胡伯安、曾应台、肖正安、吴康衡；针灸专家余仲权、薛鉴明、李仲愚、蒲湘澄、关吉多、杨介宾；医史专家孔健民、李介民；中医发展战略专家侯占元等。真可谓人才济济，群星灿烂。

北京成立中医高等院校、科研院所后，为了充实首都中医药人才的力量，四川一大批中医名家进驻北京，为国家中医药的发展做出了巨大贡献，也展现了四川中医的风采！如蒲辅周、任应秋、王文鼎、王朴城、王伯岳、冉雪峰、杜自明、李重人、叶心清、龚志贤、方药中、沈仲圭等，各有精专，影响广泛，功勋卓著。

北京四大名医之首的萧龙友先生，为四川三台人，是中医界最早的学部委员（院士，1955 年）、中央文史馆馆员（1951 年），集医道、文史、书法、收藏等于一身，是中医界难得的全才！其厚重的人文功底、精湛的医术、精美的书法、高尚的品德，可谓“厚德载物”的典范。2010 年 9 月 9 日，故宫博物院在北京为萧龙友先生诞辰 140 周年、逝世 50 周年，隆重举办了“萧龙友先生捐赠文物精品展”，以缅怀和表彰先生的收藏鉴赏水平和拳拳爱国情怀。萧龙友先生是一代举子、一代儒医，精通文史，书法绝伦，是中国近代史上中医界的泰斗、国学家、教育家、临床大家，是四川的骄傲，也是我辈的楷模！

追源溯流　振兴川派

时间飞转，掐指一算，我自 1974 年赤脚医生的“红医班”始，到 1977 年大学学习、留校任教、临床实践、跟师学习、中医管理，入中医医道已 40 年，真可谓弹指一挥间。俗曰：四十而不惑，在中医医道的学习、实践、历练、管理、推进中，我常常心怀感激，心存敬仰，常有激情冲动，其中最想做的一件事就是将这些中医药实践的伟大先驱者，用笔记录下来，为他们树碑立传、歌功颂德！缅怀中医先辈的丰功伟绩，分享他们的学术成果，继承不泥古，发扬不离宗，认祖归宗，又学有源头，师古不泥，薪火相传，使中医药源远流长，代代相传，永续发展。

今天，时机已经成熟，四川省中医药管理局组织专家学者，编著了大型中医专著《川派中医药源流与发展》，横跨两千年的历史，梳理中医药历史人物、著作，以四川籍（或主要在四川业医）有影响的历史医家和著作为线索，理清历史源流和传承脉络，突出地方中医药学术特点，认祖归宗，发扬传统，正本清源，继承创新，唱响川派中医药。其中，“医道溯源”是以民国以前的川籍或在川行医的中医药历史人物为线索，介绍医家的医学成就和学术精华，作为各学科发展的学术源头。“医派医家”是以近现代著名医家为代表，重在学术流派的传承与发展，厘清流派源流，一脉相承，代代相传，源远流长。《川派中医药源流与发展》一书，填补了川派中医药发展整理的空白，是集四川中医药文化历史和发展现状之大成，理清了川派学术源流，为后世川派的研究和发展奠定了坚实的基础。

我们在此基础上，还编著了《川派中医药名家系列丛书》，汇集了一大批近现代四川中医药名家，遴选他们的后人、学生等整理其临床经验、学术思想编辑成册。预计编著一百人，这是一批四川中医药的代表人物，也是难得的宝贵文化遗产，今天，经过大家的齐心努力终于得以付梓。在此，对为本系列书籍付出心血的各位作者、出版社编辑人员一并致谢！

由于历史久远，加之编撰者学识水平有限，书中罅、漏、舛、谬在所难免，敬望各位同仁、学者提出宝贵意见，以便再版时修订提高。

中华中医药学会　副会长

四川省中医药学会　会　长

四川省中医药管理局　原局长　杨殿兴

成都中医药大学　教授、博士生导师

2015年春于蓉城雅兴轩

前　言

业师李老孔定本山乡布衣，无家学渊源，完全靠聪慧和勤奋成为一代名医，可谓是“艰难困苦，玉汝于成”。李老精通医文史哲，擅长诗词书法；治学博古通今，业医衷中参西；为人宽厚豁达，处世淡泊从容。人称为博学鸿儒，精诚大医。

李老曾教导我们：“成功之道，一曰吃苦，二曰吃亏，三曰自律，四曰持之以恒，舍此别无他途。”纵观李老的业医之路，一是博及医源，勤求古训。以深厚的文、史、哲功底在浩瀚的中医典籍中汲取丰富的营养，奠定了坚实的理论基础。二是博采众长，不拘门户。不仅得到胡光慈、任应秋等名家亲炙，还与朱良春、李克光等惺惺相惜，并主动学习借鉴现代科技，与多位西医名家过从甚密，形成了衷中参西的诊疗特色。三是虚怀若谷，不耻下问。经常上山下乡辨识草药，向草医学习，收集验方用于临床，拓宽了用药范围。四是遵经不唯书本，尊上不畏权贵。对经典注释常有独特见解，为捍卫中医敢于挺身而出。五是注重传承，乐育桃李。积极探索中医教学模式，从县进修校到地区中医学校，从函大教育、师承教育到高研班教育，培养了大量杏林学子。六是不计名利，仗义疏财，时常帮扶贫困病人。早年资助数名穷苦儿童并培养成医生，对优秀学生尤其喜爱，常赠书题诗嘉勉。即使生活拮据，也从不谋求一己之私利。终究是满腹经纶，两袖清风，一屋典籍，身无分文。与此同时，李老作为省、市政协委员，人大代表，还不遗余力建言献策，致力于为中医药事业营造良好环境。可以说，李老的一生是矢志岐黄，鞠躬尽瘁的一生。

我甚荣幸，步入杏林就得到李老引领。1979年，我考入琴泉寺绵阳中医学校，李老时任该校副校长，主抓教学工作。当时该校校风之正，学风之浓，十分少见。从早到晚，校园内外，皆是埋头读书之人。莘莘学子焚膏继晷，苦行僧般背诵汤头、药性、经典原文，奠定了坚实的中医药理论基础。后来，我回母校专修四大经典一年。接着考入成都中医学院函大学习四年，均受教于李老，并得到朱良春、周仲英、李克光、李克淦、邹学熹等前辈名家教诲，受益匪浅。其后一直在李老身边学习、工作、生活，如沐春风。人生得一良师足矣，斯世皆以慈父事之。

李老离开我们已经七年了，他留给我们的丰富而宝贵的学术遗产必将永久惠泽后人，造福患者。深入挖掘，系统总结李老的学术思想和临床经验，是吾辈神圣的职责和光荣的使命。近年来，我们在这方面做了一些工作，先后完成了“李孔定临床经验方总结”“李孔定临床经验及学术思想研究”“脱敏合剂临床研究”“咳喘康复胶囊临床研究”等科研课题，撰写发表了《李孔定老中医治疗结核病经验》《李孔定成才之路及经验特点》等40余篇文章，出版了《李孔定医学三书》《李孔定论医集》等专著。

四川省中医药管理局为了继承发扬川派中医药名家学术经验和诊疗技术，拟编印出版《川派中医药名家系列丛书》。我们受命编写李孔定专辑，再次系统回顾、学习李老的学术思想和临床经验，又有许多收获。深感李老德艺如山，仰之弥高。由于水平有限，领悟不深，把握不准，本书未能全面反映李老的学术思想和临床经验，管中窥豹而已，敬希读者批评指正。

本书在编写过程中承蒙同门师兄弟妹提供部分资料，并得到杨殿兴、张毅、和中浚教授的指导，在此表示感谢。

沈其霖

2018年3月

目　录

生平简介

李孔定（1926—2011），名绪宝，四川省蓬溪县新胜乡人。绵阳市中医医院主任中医师，成都中医药大学兼职教授，四川省政府表彰的首届十大名中医。

李孔定8岁丧父，赖母任氏抚育成人。6岁就学，十年寒窗，学习训诂经史辞章及书法。17岁始任乡小学教员。1947年拜乡里名医李全五、何成章为师学习中医，并从名士邓文伯游。1951年开始悬壶桑梓，数年之间，名震一隅。1956～1957年在重庆中医学校专修班学习，受教于任应秋、胡光慈、李倩侠等名家。

1958年，李孔定调蓬溪县卫生进修学校讲授《黄帝内经》《伤寒论》《中医内科》等课程。课余，则到城关诊所应诊。1959年秋末，痄腮流行，县城幼儿鲜能幸免。诸医以银翘散为主方治疗，效果不显。李孔定按三型分治，寒型用麻辛附子汤加黄芩、牛膝；热型用加减普济消毒饮；寒热不显型用仙方活命饮。应手取效，医名大振。很快成为当地名医，每日接诊病患百余人次。

“文革”期间，李孔定寄情山水之间，埋头草药研究。拜草医为师，以药农为友，尝百草，辨药性，画药样，做标本。以草药验于临床，每多奇效。历时四年，编印出版了《蓬溪县常用中草药手册》《常见病中草药防治手册》《绵阳地区中草药手册》。

1978年，李孔定调绵阳地区卫生局主编《绵阳地区名老中医经验交流集》，随后调任绵阳中医学校教务处主任，旋升副校长。1981年创建成都中医学院绵阳地区中心函授站，负责教学及管理工作。1990年，李孔定被遴选为全国名老中医药专家学术经验继承工作指导老师，先后带教了两批学术继承人，并创办了绵阳市中医高级研修班。1997年调入绵阳市中医医院从事临床诊疗及学术传承教学工作。

2006年，李孔定被评为“四川省首届十大名中医”，同年底被查出患“前列腺癌晚期并广泛转移”，诸医会诊，皆言不治。李孔定自知时日不多，遂申请立即招收第二期中医高级研修班。在其后的四年多时间里，李孔定以顽强的毅力克服癌症侵蚀、脏器衰竭的病痛折磨，一边自己处方治疗，一边坚持出门诊、查病房，亲自带教学员，直至丝尽油干，阖然长逝，终年 85 岁。

李孔定一生博览乐读，精勤不倦，通晓儒释道诸子百家及文史哲诗词曲赋。常说“名医之道，学问要深，临床要精，医德要高”。治学无门户之见，纳流派之长。强调继承创新，师古不泥，融会贯通，守经明理。主张博极医源，勤求古训，熟读中医经典，博采各家精华。能全篇背诵四大经典著作，特别是吴鞠通《温病条辨》条文及注解都能熟记，临证时信手拈来，如探囊取物。对《黄帝内经》七篇运气大论有深入研究，且将《圣济总录》《普济方》《类经》《医宗金鉴》《素问玄机原病式》等历代典籍中的运气学说融会贯通。1979 年 5 月，日本某医学代表团到中国考察学习五运六气学说，李孔定用现代语言和图表深入浅出推演的《五运六气学说撮要》受到国内外学者的高度评价。

李孔定厚古而不薄今，诊病谨守四诊规程，借鉴西医诊断而不对号入座。强调知常达变，衷中参西，扶正祛邪，以平为期。对内伤杂病和外感热病皆有很深的造诣。擅长诊治疑难危急重症，对结核、胃病、过敏性疾病、糖尿病、痛风、皮肌炎、卵巢囊肿、复发性口疮、小儿疝气、妇科经带等疑难病症有独到见解，每多巧思。在治疗结核病方面临床经验尤为丰富，强调辨病为主、辨证为辅。以补虚杀虫为治疗大法，自拟“抗痨丸”补益肺、脾、肾三脏气阴，重用草药葎草、泽漆等以抗痨杀虫，屡起难治性结核沉疴。提出了“辨病与辨证相结合，辨证论治与专病专方相结合”“内服与外用并重，药疗与食疗兼施”“诸般杂证，调理脾胃为先”“急症用药宜重宜专”“治肺需活血”等学术观点。能背诵大部分经方、名方和民间验方，重视现代中药药理研究成果，善用草药出奇制胜。创制金水交泰汤、脱敏煎等新方 40 余首，屡试不爽。主编《李孔定论医集》等医著 8 部，参编医著《中医精华浅说》等医著 15 部，发表《李孔定对厥阴病的看法》等学术论文 50 余篇，主研“脱敏合剂临床应用研究”等科研课题，获省市科技成果（进步）奖 10 项。形成了擅长治疗急重疑难杂病的内科学派。

李孔定是中医临床家，更是中医教育家。从事中医临床教学工作 50 余载，培养中医学子数以千计，很多都成了中医医疗、教学、科研和医院管理骨干。他强调学生不仅要深研中医经典著作，还要博览诸子百家，研习古今医家医话医案，而且要掌握现代医学知识，以开阔眼界，启迪思维。他创办的中医高级研修班以培养精理论、会看病、能教学、懂科研的中医临床实用人才为目标，探索出的高层次中医临床人才培养方法受到普遍赞扬，全省推广。其学术传人沈其霖、张耀、景洪贵、谭亚萍、袁晓鸣等均已成为省级或市级名中医。

李孔定常说:“只有具备高尚医德的人才可以业医。古往今来，荣极当代，光照后世的名医无一不是医德高尚之人。”无论每天有多少求诊病患，他都认真负责地接诊，并详细记录医案。对上门到家求治者，从不推诿。对于经济困难者常常解囊相助，并经常亲自上山为病人采草药以减轻病人经济负担。他非常重视中医内部的团结合作，且与许多西医名家过从甚密，感情深厚。深受同行及病人尊崇。

李孔定先后担任四川省中医学会常务理事、《四川中医》副主编，绵阳地区（市）中医学会会长、绵阳市人大常委、绵阳市政协副主席、四川省政协委员、农工党绵阳市委主委等职务。多次被评为省、市先进工作者，被授予“四川省首届十大名中医”“四川省有突出贡献优秀专家”称号，获全国首届“中医药传承特别贡献奖”。其主要业绩先后被收入《四川省医药卫生志》《中国专家名人辞典》《中国当代医界精英辞典》《中国当代中医名人志》。

临床经验

川派中医药名家系列丛书

李孔定

一、病证论治

1. 肺心病（肺胀）

肺为娇脏，易于受邪致病，既病之后，变化多端，病机复杂，治疗颇为棘手。李孔定在长期的医疗实践中，对慢性肺源性心脏病研探颇深。他根据本病的病机特点，自拟金水交泰汤治疗近百例慢性肺源性心脏病病例，疗效卓著，现简介如下。

（1）脏气虚衰，痰瘀水饮互结

慢性肺源性心脏病，属中医“虚喘”“支饮”“肺胀”“心悸”等病范畴。由久咳、久喘、支饮、肺痨等反复发作，迁延不愈，致使肺、脾、心、肾等脏虚损，出现咳唾、喘息、胸腹胀满、短气、动则尤甚等症，重者面色晦暗、唇甲发绀、心悸、面浮胫肿。

李孔定根据长期临床观察，结合本病的临床表现认为，本病是由多种原因所致的综合病变。肺为娇脏，易受外邪侵袭，邪入肺则宣肃失司，咳喘由生；久则肺虚，又易感外邪，致喘咳迁延反复。肺与心同居上焦，肺主气朝百脉，辅心而行血，肺虚及心，则无力推动血脉运行而致脉络瘀阻、气道阻滞。肺虚及脾则转输失职，致痰饮内生，停聚于肺，影响肺之敛降。肺虚及肾，既使气不下纳而致气逆于肺，出现呼多吸少，又使蒸化功能失职，导致水饮内停。初则因病致虚，因虚而内生的病理产物如痰饮、瘀血等邪壅于肺，使肺之宣降进一步失司，加重喘咳，更损肺气，故继则因虚致病。如此反复，使诸脏交亏，互为因果，愈演愈烈。

李孔定强调指出，本病病位在肺与心，涉及脾与肾，病理演变初由外邪侵袭，继则脏气虚衰，痰瘀水饮随虚而生。水饮瘀血皆为阴邪，其性属寒，但因久宿于肺，郁而化热，故其表现多为虚实寒热错综之证。由于个体因素和病的阶段不同，四者孰轻孰重颇不一致。

（2）标本兼顾，补行清温同施

李孔定主张治疗本病宜祛邪与扶正兼顾、清热与温散同施。倘纯补则邪恋，只祛邪则又伤正。李孔定根据本病病机特点自拟金水交泰汤，其方药组成如下：南沙参50g，黄精30g，地龙30g，紫苏子30g，赤芍30g，木蝴蝶10g，制南星15g，葶苈子15g，甘草15g，沉香（研末冲服）6g。

李孔定应用本方，非常重视药量，是其经验独到之处：心悸气短较甚者，南沙参加至100g，葶苈子加至30g，不但能润肺平喘，且能益气强心；痰涎胶固难咯者，制南星加至30g；长期应用激素的病例，甘草加至30g，可酌减或停服激素；痰瘀阻碍肺气，瘀滞心脉而见心悸、唇甲紫绀、胁下痞块等症者加桃仁、五加皮，一以“止咳逆上气”（《名医别录》）、一以活血强心；阳虚水泛而见面浮胫肿者，加茯苓去甘草；肺气耗散，心阳欲脱者，加红参或合生脉散；痰瘀阻遏，蒙蔽清灵，症见神志恍惚、时清时乱者，加石菖蒲、远志化痰通窍。

基本方用南沙参养阴清肺；甘草益气祛痰；黄精一药，《本草从新》谓其“入心、脾、肺、肾四经”，具有气血阴阳并补之功。三药合用，补其既虚之脏，使其本固则足以抗邪。制南星、紫苏子性味辛温，化痰燥湿；葶苈子、地龙性味辛寒，泻肺通络。两组药一阴一阳，一缓一峻，使水饮得化，顽痰可蠲。痰浊水饮蕴肺，易于化热，阻闭气道，故用黄芩清肺泄热，防止化火刑金；木蝴蝶宽胸快膈，疏通气道壅闭。痰壅则气滞，气滞则血瘀，故用赤芍活血解挛；母病及子，肺病则肾虚，肾虚则难纳气，故用沉香以纳气归肾。全方补泻并施，清温并用，治上顾下，标本兼赅，共奏扶正以抗邪、祛邪以扶正之功效。

（3）典型病例

案1　韩某，女，60岁。1992年1月10日初诊。

反复喘咳30年，加重2年。1961年6月由东北转业到绵阳工作即开始出现气喘、咳嗽。初服西药，可缓解症状，但停药即复发。近2年来喘咳加重，长期服用抗生素及平喘止咳药和激素类药不见好转。诊见：喘息张口抬肩，不能平卧，胸闷，右胁下胀痛，稍动则心悸气不得续。体胖，面浮丰满如月，双下肢轻度水肿。面色晦暗，唇周及爪甲紫暗。舌质暗红，边尖齿痕，苔白腻，脉沉细数。

证属脏气虚衰，痰瘀水饮互结。治以益气宁心、化痰祛瘀利水。

处方：南沙参100g，葶苈子、黄精、黄芩、地龙、紫苏子、赤芍、甘草各

30g，制南星 15g，木蝴蝶、五加皮各 10g，沉香（研末冲服）6g。

服药 2 剂，喘咳心悸大减，咯痰利，尿量增多。原方续服 3 剂后轻微喘促、咳嗽、下肢肿消，自觉呼吸畅快。原方去南星、五加皮。甘草减至 10g，常服以巩固疗效。

案 2 刘某，男，70 岁。1992 年 1 月 17 日初诊。

咳嗽、气喘 15 年，遇冬加重。近 7 个月来咳嗽、喘息，吐清稀痰涎，动则喘甚。住院服西药治疗仅能起效一时，停药则又复发。出院后自服梨膏糖 1 个月不见减轻。现咳嗽倚息不得卧，疲乏无力，轻微活动则胸闷、憋气、心悸。诊见：唇周及爪甲紫暗，双下肢膝以下轻度凹陷性水肿。舌暗红，苔黄腻，脉缓滑。

证属脏气虚衰，饮瘀阻于肺系。治以益气宁心、祛瘀化痰肃肺。

处方：南沙参 50g，黄精、紫苏子、地龙、黄芩、赤芍、葶苈子各 30g，制南星、甘草各 15g，木蝴蝶 10g，沉香（研末冲服）6g。

服上方 1 剂，喘咳大减，续服 2 剂后诸症明显好转。后用补益肺脾之剂巩固疗效。

2. 糖尿病（消渴）

（1）发微究隐，审证求因立论精

2 型糖尿病，属于中医消渴病的范畴。以多食、多饮、多尿、形体消瘦为主要见症。李孔定认为，本病是多种病因聚合而成，易伴发其他病证，很难以一“消渴”概之。就一般而言，阴虚内燥，气虚血瘀为其病机特点，故其始则为“消渴”实证，其变则属“虚损”范畴。

李孔定指出，本病的病因与饮食不节、情志失调、劳伤过度等诸多因素有关。嗜食肥甘则脾胃蕴热；情志失调则肝火内炽；劳伤过度则肾阴虚损。以上诸因均可形成上灼肺津、中耗胃液、下劫肾阴之变，最终形成阴虚内燥，气虚血瘀的基本病理改变。胃热肺燥则多食渴饮，肾虚津液不摄则多尿、尿甜、消瘦；气虚血瘀既久，三焦失其决渎，脾气失运化，内湿因之而生。此时则口渴不显、食欲不佳、小便短少、大便稀溏或燥结，诸症纷至沓来。故强调认识本病应掌握五个要点：一是明确本病是多种病因聚合而成的综合病征。二是本病初期多以阴津亏损为本、肺胃燥热为标，二者互为因果，互相影响。三是“热甚则食气”，故初起即见气虚之证，并由气虚不运而产生夹瘀夹湿。四是本病中后期由于阴损气耗，多气阴两伤及阴阳俱虚的病机改变。五是多兼瘀滞之症，气虚不运，则血行障碍固可致瘀，而津液亏损，亦可失润成瘀，二者即所谓“因虚致瘀”；阴虚燥热，可灼血成瘀，此所谓“因实致瘀”也。

《素问·调经论》说：“血气不和，百病乃变化而生。”说明气滞血瘀可使百病丛生。本病至血瘀阶段，常为气受血阻不能输布水津，或加重消渴，或津滞为湿。故后期易出现多种因脉络瘀阻所致的夹湿夹瘀诸症。

（2）注重调摄，倡健康生活方式

由于2型糖尿病多与不良生活方式，如精神因素、营养过剩及少运动有关，李孔定强调治疗本病首重调摄，倡行有益健康的生活方式。《素问·奇病论》指出：“其人素食甘美而多肥，肥者令人内热，甘者令人中满，故其气上溢，转为消渴。”明确指出了饮食不节，过食肥甘厚味是糖尿病形成的重要因素。李孔定尤重患者的饮食节制，主张减滋味、戒嗜欲、忌肥甘、食以清淡、不可过饱。他还推崇隋代巢元方指出的导引和散步是治疗消渴的“良药”，反对“饮食便卧，终日久坐”（《外台秘要》）。主张患者宜选择散步、健身跑、练太极拳等中等强度的耐力型体育活动。

《灵枢·五变》说：“……怒则气上逆，胸中蓄积，血气逆流……转而为热，热则消肌肤，故为消瘅。”明确地指出了情志因素对消渴病的严重影响。情志不调，五志过极均可郁而化火，消烁津液，则可导致糖尿病的加重。故李孔定强调，患者应保持安静乐观，解除情志不遂的因素。

（3）执简驭繁，辨证论治分四型

李孔定认为，糖尿病的病因复杂，患者往往多食、多饮、多尿、消瘦、乏力、瘙痒、肢体麻木等多种症状同时存在，又多兼瘀夹湿，故很难以一方一法泛应诸症。若纯清热滋阴，则阳气易受戕伐；纯温补益气，则阴津易招耗散。根据上述特点，李孔定将本病分为四型论治，活血燥湿之药则应根据不同情况随证加入。

①中焦湿热，气阴耗伤，用清热燥湿、益气养阴法。2型糖尿病初起患者多见中焦湿热、气阴耗伤，其症消谷善饥、口渴喜饮、小便短赤、大便秘结，舌红苔黄厚或薄腻，脉滑数。治以清热燥湿、益气养阴，使湿热分消，气阴得滋。临床常用方：地骨皮50g，僵蚕30g，丹参30g，玉竹30g，天花粉30g，红参10g，

山药 30g，苍术 30g，黄柏 30g，知母 30g。

②热甚津伤，气虚血瘀，用清热泻火、益气生津法。本型主症为身热心烦、大饥大渴、小便频数、气息促急，舌红、苔薄白燥，脉滑大而数。治以清热泻火、益气生津之法，使火热去而气津不耗。临床常用方：地骨皮 30g，僵蚕 15g，丹参 30g，玉竹 30g，天花粉 30g，红参 10g，山药 30，石膏 50g，知母 30g，玄参 30g。

③气阴两虚，燥热血瘀，用益气养阴、清热化瘀法。2 型糖尿病中后期患者多为气阴两虚，燥热血瘀之证，其主症多为食少尿多、渴欲饮水、气息短促、语音低微、倦怠乏力、五心烦热，舌暗红无苔，脉沉细数。治以益气养阴、清热化瘀，使气阴复，虚热去，瘀滞行。常用基本方：红参 10g，玉竹 30g，黄精 30g，山茱萸 15g，西杞 30g，丹参 30g，天花粉 30g，山药 30g，地骨皮 50g，僵蚕 30g。

④阴阳气虚，兼瘀夹湿，治以扶正固本、活血利水。本型多见于后期患者，其临床表现多见食少乏味，小便次多、量少，口渴欲饮，饮量不多，倦怠乏力，气短懒言，形寒怕冷，面白无华，五心烦热，自汗盗汗，四肢不温，酸楚麻木，面浮肢肿，便溏或燥结。舌体胖、质淡红、苔薄白或花剥，脉沉细或细数无力。治以扶正固本、活血利水，使阳复本固，气阴得滋，瘀散水去。基本方：红参 10g，淫羊藿 15g，胡芦巴 30g，泽泻 15g，益母草 30g，五味子 6g，地骨皮 30g，丹参 30g，玉竹 30g，山药 30g，西杞 30g，天花粉 30g。

以上四型，均以地骨皮、红参、玉竹、天花粉、山药、丹参、僵蚕为基本方。方中地骨皮甘寒清润，以育真阴而不伤元阳见长，《神农本草经》谓其“主五内邪热，热中消渴”，《本草新编》言其“凉血、凉骨、益肾生髓，因此通治三消，实非他药可及”。现代药理研究证实，地骨皮能抑制中性脂肪在肝脏内的生成，促进中性脂肪移向血流，因而保证了肝脏维持血中葡萄糖恒定的正常生理功能，达到降低血糖的作用，故为本方之君。“热甚则食气”，故辅以人参、山药补中益气；玉竹、天花粉清热生津，则阴阳有既济之妙，且玉竹对“胃火炽盛，燥渴消谷，多食易饥者，尤为捷效”（《本草正义》）；天花粉“退五脏郁热……从补药而治虚渴，从凉药而火渴，从气药而治郁渴，从血药而治烦渴，乃治渴之要药也”（《本草汇言》）。由于本病多兼瘀滞之证，经脉瘀滞则津不上承而渴。故用丹参、僵蚕化瘀通络为佐使。在此基础上，再依据不同证型配入燥湿清热、清热泻火、益气养阴、活血之品。既切中病机，符合中医辨证论治的原则，又据现代药理研究成果取有显著降糖作用的药物组方，针对性强，疗效甚佳。我们用以上分型观察治疗 150 多例 2 型糖尿病患者，一般 15 ~ 30 天血糖恢复正常，症状改善，显效率达 90% 以上。

（4）谨守病机，同时兼顾合并症

消渴日久，除伤阴损阳，兼瘀夹湿之证外，常有影响全局，危及生命而又常易被人忽视之证出现。李孔定强调，此时应见微知著，防微杜渐。李孔定在辨明证型后，其加减用药规律如下：

①一般症状加减用药：饥饿明显者加牡蛎，倍玉竹；皮肤瘙痒者加白鲜皮、地肤子；热重津伤较甚者倍石膏；气机阻滞者加荔枝核；伴发疮疡者加野菊花、金银花、黄芪、当归；脾虚便溏者地骨皮、玉竹减量。

②兼脉络瘀阻加减用药：症见胸部疼痛，甚则胸闷憋气、心慌气短者系心脉瘀阻，倍丹参、人参，加赤芍、川芎；症见头昏眼花、视物模糊不清，甚则目盲失明者系眼络瘀阻，加青葙子、草决明，眼底出血加白茅根、墨旱莲；症见肢体疼痛、麻木不仁者，系肢体脉络瘀阻，加木瓜、红花；下肢青紫破溃者加黄芪、当归、水蛭、鸡血藤；面浮脚肿明显、小便混浊者，系肾络瘀阻，倍益母草、泽泻，加玉米须；症见头晕头痛，甚则口眼歪斜、半身不遂者，系脑脉瘀阻，加钩藤、川芎、地龙、水蛭。

③结合检测指标加减用药：血脂偏高者加山楂、何首乌、草决明；尿酮体阳性者加黄连、生地黄；合并肝炎，转氨酶升高者加茵陈、五味子、黄柏、蒲公英，黄疸加茵陈；合并结核者加黄精、土茯苓；尿中有蛋白者加泽兰、黄芪、白花蛇舌草，倍山药。

④典型病例

案 1 李某，女，48 岁。因头晕、口渴喜饮 8 个月，加重 1 个月，于 1991 年 11 月 13 日初诊。

患者 8 个月前始感头晕、乏力、口渴、善食易饥，住院治疗 2 个月不见好转。近 1 个月来病情加重，口渴而饮水量多，小便多而混浊，大便秘结，舌暗红，苔薄黄少津，脉滑数。查空腹血糖 14.3mmol/L，血压 160/110mmHg。诊为

“2 型糖尿病”。

证属中焦湿热，气阴耗伤。治以清热燥湿、益气养阴。

处方：地骨皮 30g，红参 10g，丹参 30g，玉竹 30g，天花粉 30g，苍术 30g，黄柏 15g，僵蚕 15g，山药 30g，知母 30g，玄参 30g。

水煎服，2 日 1 剂，连服 10 剂。嘱远房帏，畅情志，适劳逸。

1991 年 12 月 2 日二诊：今日查空腹血糖 5.3mmol/L，诸症明显好转，头不晕，无饥饿感，口微渴，嘱原方常服，以巩固疗效。

按：本例患者系中焦湿热，气阴耗伤。李孔定治以燥湿清热、益气养阴为主，标本兼顾，使热清阴复而获显效。

案 2 夏某，男，62 岁。因口渴喜饮、易饥善食、多尿消瘦 2 年，于 1991 年 7 月 9 日初诊。

患者 2 年前觉口微渴，饮水增多，未引起注意。2 个月后口渴加重，饮食增多，小便多而混浊，身体日渐消瘦，查空腹血糖 16.8mmol/L，尿糖（+++）。诊为“2 型糖尿病”。口服中药“消渴丸”，西药“优降糖”“D860”等，血糖时升时降。近 2 个月食少乏味，小便次多量少，口渴欲饮，饮水量不多，倦怠乏力，气短懒言，四肢不温，酸痛麻木，下肢微肿，五心烦热，便溏，一日二三行。舌淡红，苔薄白，脉沉细。7 月 5 日复查空腹血糖 14.6mmol/L，尿糖（++）。

证属阴阳气虚，兼瘀夹湿。治以温阳益气、滋阴清热、活血燥湿。

处方：红参 10g，淫羊藿 15g，胡芦巴 30g，北五味子 6g，泽泻 15g，地骨皮 30g，丹参 30g，玉竹 30g，山药 30g，天花粉 30g，西杞 30g，木瓜 30g。

水煎服，2 日 1 剂，连服 10 剂。嘱节制饮食，调畅情志，注意活动。

1991 年 7 月 31 日二诊：患者连服上方 10 剂，诸症好转，查空腹血糖 5.5mmol/L。唯轻度口渴，下肢仍酸痛麻木，嘱原方常服。

按：本例患者属阴阳气虚，兼瘀夹湿之证。以扶正固本、活血利水为治，使阳回本固，气阴得复，瘀散水去获效。

案 3 周某，女，65 岁。

因视力减退 3 年，口渴喜饮尿多 2 年于 1992 年 5 月 1 日自台湾省台南县返川治疗。查空腹血糖 11.2mmol/L，自觉神倦气短、口干不欲多饮、五心烦热，舌暗淡，苔薄白少津，脉沉细涩。

证属气阴两虚，瘀血组络。治以益气养阴、清热化瘀通络。

处方：地骨皮30g，红参10g，枸杞子30g，玉竹30g，黄精30g，山茱萸15g，丹参30g，天花粉30g，山药30g，僵蚕30g。

2日1剂，连服30天，血糖降至5.3mmol/L，诸症消失，回台湾续服上方巩固疗效。

按：本例属气阴两虚，血流不畅之证，方以益气养阴、活血化瘀为法，切中病机，故获显效。

3. 肺蕴湿热，异病同治

肺蕴湿热，可引起多种肺系疾病，李孔定常用甘露消毒丹治之，每出奇制胜，疗效显著。

（1）病因病机同，一方可通治

叶天士云："吾吴湿气害人最广。"以吴地雨量多，空气潮湿故也。李孔定常谓："四川雨量多，日照少，属亚热带湿润气候，故吾蜀湿气害人亦广也。"由于湿邪与其他外邪相合，蕴蒸于内，虽发病部位不同，症状表现各异，然湿热合邪之病因一致。李孔定认为，凡湿热俱盛而又蕴蒸肺胃之证使用甘露消毒丹最为合拍。

甘露消毒丹见于《温热经纬》，由滑石、茵陈、黄芩、石菖蒲、川贝母、木通、藿香、白豆蔻、射干、连翘、薄荷组成。方中连翘、薄荷辛凉疏表、清热解毒；射干、贝母苦泻肺气、利咽喉；黄芩清泄肺火于上；滑石、木通、茵陈清利湿热于下，使湿从小便而出，此即叶天士"渗湿于下，不与热相搏，势必热孤矣"之意；共成上清下利之用。上源清而流自洁，下窍通而湿自出。分消上下，以治致病之因，然凡湿皆与脾失健运有关，其成，或因脾气虚，或因脾湿盛，或兼而有之，且互为因果。湿既困脾，非芳香化浊之品不能醒脾运湿，故用藿香、白豆蔻、石菖蒲芳香醒脾，化湿于中，以治致病之源。全方共奏利湿化浊、清热解毒之功。

李孔定应用甘露消毒丹治疗湿热闭阻肺胃之证，强调其用药指征有三：一是具备湿热俱盛，阻滞气分之见症，如发热倦怠、汗出热不退、胸闷腹胀等；二是脉象弦滑或濡缓、舌苔黄腻或白滑、舌质红；三是一般症状多兼咳嗽、咽痛、小便短赤、口渴不多饮等症。

应用本方，李孔定常加生甘草、桔梗、鱼腥草，并引吴鞠通“肺主一身之气，气行则湿行”之说以抒其义。还认为鱼腥草具芳香之气而化湿，归经于肺而利水，其性微寒而清热，故凡湿热痰浊之疾，用之最宜。在选择醒脾化湿药时，李孔定认为白豆蔻、草豆蔻、草果、砂仁皆芳香辛燥之品，具相似之功，但草果性燥烈，证偏寒湿者方可用之，其余三味性较缓和，配以寒凉之品可用于湿热俱盛之证，但白豆蔻、砂仁价高，故常以草豆蔻易白豆蔻。

（2）典型病例

案1 急性乳蛾（急性扁桃体炎）

汪某，男，34岁。1991年8月4日初诊。

发热咽痛23天。患者23天前开始出现发热、恶寒、咽痛、倦怠乏力、头晕。去当地医院治疗，先后口服及注射青霉素、林可霉素、红霉素、新青Ⅱ等不见好转，遂转某市中心医院治疗。因咽部充血、红肿明显，嘱炎症控制后手术摘除扁桃体。又注射庆大霉素、新青Ⅱ，咽部喷药治疗1周不见减轻。来诊时见咽部充血，两侧扁桃体Ⅲ度肿大、充血，陷窝处有黄白色点状渗出物。咽后壁淋巴滤泡红肿，有点状渗出物，发声嘶哑，颌下淋巴结肿大压痛。伴午后低热、倦怠纳差、多汗少神、小便黄赤。舌暗红，苔黄腻，脉弦缓。诊为急性乳蛾。

证属湿热毒邪蕴蒸肺胃。治以利湿清热、解毒利咽。方用甘露消毒丹加味。

处方：草豆蔻10g，木通10g，甘草10g，石菖蒲6g，射干12g，藿香15g，连翘15g，薄荷15g，茵陈30g，滑石30g，浙贝母30g，黄芩30g，鱼腥草30g。

服上方1剂后热退痛减。3剂后脓点及分泌物消失，扁桃体Ⅰ度肿大，微充血，汗减，小便清利。上方去滑石、木通、薄荷，加桔梗20g。续服2剂后，西医检查扁桃体已不肿大，嘱不再手术。唯觉乏力少神，舌淡红，脉沉细缓。拟健脾益气、养阴利咽调理善后。

处方：泡参、玄参各30g，白术、茯苓、麦冬、桔梗各15g，甘草10g。3剂。

按：综观脉证，此患者系由湿热毒邪蕴蒸肺胃所致。肺胃热甚，则咽痛声嘶、喉核红肿痛甚、颌下淋巴结肿大压痛。李孔定用甘露消毒丹，草豆蔻易白豆蔻，加鱼腥草、甘草泻火解毒化湿之功，使湿去热清而痊愈。

案2 外感咳嗽（急性支气管炎）

周某，男，50岁。1991年8月6日初诊。

患者1周前开始出现喉痒咳嗽、鼻塞、流涕、咯吐白色泡沫痰，在校医室服西药治疗未愈。近3天来咳嗽加剧，咳声嘶哑，痰液黄稠难咯，伴低热、出汗、小便短赤、大便秘结、肢体酸楚乏力、不思饮食。胸部X线透视见双肺纹理增粗，诊为“急性支气管炎”，今来门诊治疗。察舌红，苔黄厚腻，脉弦滑。

证属湿热毒邪闭肺。治以利湿清热、化痰止咳。方用甘露消毒丹加味。

处方：白豆蔻、石菖蒲各6g，木通10g，射干、甘草各12g，藿香、薄荷、桔梗各15g，茵陈、滑石、黄芩、连翘、浙贝母各30g。

服上方1剂后热退咳减，痰由黄转白，2剂后咳次明显减少，吐少量白色泡沫痰，小便清利，饮食增加。现口干、舌红、苔薄白少津，乃湿去而热未尽，不可轻心。上方去滑石、木通、薄荷，加沙参30g，神曲30g，续服2剂，咳止痰除，饮食如常。

按：肺为娇脏，《医学三字经·咳嗽》言其“只受得本脏之正气，受不得外来之客气，客气干之则逆而咳矣”。本例患者系湿热之邪郁蒸肺卫，不能外达，发为咳嗽。外邪郁肺，气不布津，津液凝聚则为痰。选用甘露消毒丹治之，使湿去热清，雾露敷布而愈。

案3 肺湿热咳嗽（间质性肺炎）

赵某，男，42岁。1992年2月2日初诊。

低热、咳嗽、胸闷4个月。初起恶寒发热，咳嗽吐痰，胸闷身倦，多汗。去某中心医院诊治，胸部X线拍片诊为“肺部间质性炎变”。住院治疗1月，经注射、口服抗生素及化痰止咳药，热退而咳不减。现喉痒干咳，痰黏稠难咯。咳则胸痛，胸及脘部胀闷不适，口干不欲饮，不思饮食，舌暗红，苔黄厚少津，脉弦缓。

证属湿热交蒸于肺，蕴结不解。治宜利湿清热、行气化浊止咳。以甘露消毒丹加减治之。

处方：草豆蔻、甘草各12g，藿香、薄荷、桔梗、枳壳各15g，射干10g，石菖蒲6g，黄芩、连翘、浙贝母、鱼腥草、沙参各30g。

患者连服2剂后咳次减少，痰利易咳，原方又服3剂，已不咳，现胸闷隐痛，舌苔由厚黄转为薄黄。原方去薄荷续服3剂，诸症好转。唯胸闷不适，后服润肺行气、清热化痰之品调治半月而愈。

按：患者感湿入里，郁肺化热，由于痰、湿、热交阻难解，故患者病程长，久咳不止。因患者热甚于湿，故去茵陈、滑石、木通，加入鱼腥草清热化湿，佐沙参润肺、桔梗化痰、枳壳行气，使湿去热清而病势大挫。

（3）结语

湿热蕴蒸，既可留恋三焦气分，又可蕴肺而发痰浊咳嗽，蒸咽而发乳蛾、喉痹。常规方法治疗，每重清热解毒而忽略祛湿。上述三例患者均系湿热蕴蒸，只清热则湿不去，湿不去则热亦难清。正如前贤刘河间所云："治湿之法，不利小便，非其治也。"（《素问病机气宜保命集》）李孔定以甘露消毒丹治之，两解湿热，故每获良效。

4. 过敏诸疾

荨麻疹、湿疹、过敏性鼻炎等过敏性疾患，系临床常见病。随着工业化的发展，环境污染加剧，这类疾病会有增无减。李孔定通过长期的临床实践自组一方，名"脱敏汤"，并由绵阳制药厂代制成"脱敏合剂"，用于治疗过敏性疾病，疗效甚佳。

脱敏合剂由苍术、黄柏、知母、蝉蜕、紫草等药组成，具有脱敏、止痒、消疹的功效。其加工工艺流程是：将苍术提取挥发油 20mL（Ⅰ）；蒸馏后的水溶液另器收集（Ⅱ）；药渣与其他药一并煎煮，煎液与Ⅱ合并，浓缩（Ⅲ）；紫草照渗滤法用乙醇浸渍渗滤浓缩与Ⅰ、Ⅲ合并，加入甜菊糖与防腐剂，分装即得。卫生指标检测合格。

动物急毒试验选用华西医科大学动物中心提供的一级昆明小白鼠，将脱敏合剂按 2∶1 浓缩成混悬液，经口服和腹腔注射给药，最大剂量组均大于人用剂量的 100 倍以上，给药后观察全部小鼠食欲、活动、大小便均正常，未出现异常及死亡现象。证明该药临床应用安全无毒。

（1）脱敏合剂治疗急性湿疹、荨麻疹临床研究资料摘要

急性湿疹、荨麻疹系临床常见病。多由湿热毒邪侵袭机体，泛溢肌肤所致。现代医学治疗一般外涂激素软膏，口服抗过敏药物，严重的加服激素。治后容易复发，且副作用较大。我们应用李孔定创制的脱敏合剂治疗本病（绵阳市卫生局批准列为 1991 年度科研项目），由绵阳四〇四等四家医院协作完成临床观察。

临床资料：观察病例均按《实用中西医结合诊断治疗学》《中医诊疗常规》拟定诊断标准确诊。按患者就诊序号随机分为治疗组和对照组。治疗组共观察 178 例，其中男 77 例、女 101 例；年龄最大的 71 岁，最小的 8 个月，平均年龄 16.8 岁；病程最长 180 天，最短 1 天，平均病程 9 天。对照组观察 30 例，其中男 14 例、女 16 例；年龄最大 30 岁，最小 4 岁，平均年龄 16.7 岁；病程最长 30 天，最短 1 天，平均病程 9.5 天。

从表 1 可以看出，两组基本情况一致，具有可比性。

表 1　两组基本情况比较表

		病种			年龄分组（岁）				中医分型		
组别	例数	荨麻疹	丘疹性荨麻疹	急性湿疹	＜ 5	6 ~	11 ~	＞ 21	风热	血热	湿热
治疗组	178	47	81	50	75	18	19	66	110	25	43
对照组	30	15	11	3	16	2	3	9	22	3	5

观察治疗方法：治疗组予脱敏合剂，每次服 20mL（小儿酌减），1 日服 3 次；对照组口服扑尔敏 4 ~ 8mg（小儿酌减），另加服维生素 C、钙片，1 日服 3 次。两组药均以 7 天为 1 个疗程，观察记录治疗结果，治疗期间均停用其他抗过敏药物。

观察结果：疗效评定标准按《实用中西医结合诊断治疗学》《中医诊疗常规》拟定疗效评定标准评定疗效。治疗组观察 178 例，治愈 117 例（65.7%），显效 28 例（15.7%），好转 23 例（13%），无效 10 例（5.6%），总有效率为 94.5%；治愈患者疗程最短 3 天，最长 24 天，平均为 4.8 天。对照组观察 30 例，治愈 7 例（23.4%），显效 10 例（33.3%），好转 9 例（30%），无效 4 例（13.3%），总有效率为 86.7%；治愈患者疗程最短为 5 天，最长为 8 天，平均为 6.9 天。从表 2 可知，脱敏合剂治疗组临床疗效明显优于对照组。经统计学处理，治疗组治愈率与对照组治愈率之间的 χ^2=6.16, 0.05 ＞ P ＞ 0.01，两组治愈率的差别有显著性。

表 2　脱敏合剂治疗组与对照组临床疗效比较表

病种	例数	治疗组				对照组			
		治愈 例（%）	显效 例（%）	好转 例（%）	无效 例（%）	治愈 例（%）	显效 例（%）	好转 例（%）	无效 例（%）
荨麻疹	62	29（62）	13（28）	2（4）	3（6）	1（7）	6（40）	5（33）	3（20）
丘疹	92	60（74）	15（18）	3（4）	3（4）	6（55）	4（36）		1（9）
急性湿疹	54	28（56）		18（36）	4（8）			4（100）	
合计	208	117（65.7）	28（15.7）	23（13）	10(5.6）	7(23.4）	10（33.3）	9（30）	4(13.3）

典型病例

周某，女，28 岁，农民。上半身淡红色风团发痒 30 天，服西药治疗不见好转。舌红苔黄，脉浮数。诊为“急性湿疹（湿热型）”。改服脱敏合剂，每次服 20mL，1 日服 3 次，服药 3 天，诸症明显好转，坚持服药 7 天愈。3 个月后随访未见复发。

按：湿疹、荨麻疹的形成机理，多由素体不足，外受风湿热邪，引动内蕴湿热，外发肌肤，或日常生活中接触致敏物质，或过食鱼虾海味，辛辣酒酪致湿热内蕴，内不能疏泄，外不得透达，发为本病。脱敏合剂选择具疏风清热、除湿解毒、凉血透疹功效，且具有扶正抗过敏作用的中药配制而成，具有脱敏、止痒、消疹的功效。动物急毒实验证明：脱敏合剂安全无毒。临床观察证实：脱敏合剂治疗荨麻疹、急性湿疹等过敏性疾病，疗效肯定。治疗组全部有效病例均在用药后 2～3 天出现疗效，且治愈后不易复发。对照组采用西医常规方法治疗，多出现嗜睡等副作用，影响患者的工作和生活，且治愈后容易复发，疗效不稳定。

（2）脱敏合剂治疗支气管哮喘

我们用李孔定创制的脱敏合剂，改汤剂内服，用于观察治疗支气管哮喘 30 例，按照《新药（中药）治疗支气管哮喘临床研究指导原则》评判疗效，结果治愈 9 例，显效 16 例，好转 3 例，无效 2 例。总有效率 93.3%。

典型病例

张某，女，34 岁。1991 年 5 月 2 日初诊。

患者于 1980 年 6 月自东北哈尔滨来绵阳工作，1982 年 7 月开始出现气喘、胸闷、咳嗽，病势较缓。虽经治疗，但只能减轻症状，更不能控制复发。1990 年 12 月喘咳加重，吐浓稠黏痰，痰中带血，胸闷如有物重压，先后三次 X 线拍片诊为“Ⅲ型肺结核”，但多次查痰未见结核杆菌。西医用抗结核药物治疗不见好转。既往，返哈尔滨探亲，车过秦岭，诸症悉解，回东北做胸部 X 线拍片正常；返川，车过秦岭则病发如故。诊见形体消瘦、神倦乏力、面白少华、喘咳气紧、胸闷不饥。脉弦细数，舌淡红，苔薄白。

证属肺脾气虚，湿浊蕴肺。

处方：黄芪 30g，苍术 30g，大枣 30g，甘草 6g，紫草 30g，蝉蜕 12g，艾叶 15g，黄精 30g。

服药 2 剂，咳喘止胸闷解。又服 3 剂，精力转佳，唯见纳差、多汗，改以补益肺、脾、肾三脏调理善后，随访已 2 年未见复发。

按：支气管哮喘，多由素体不足，外受风寒湿热之邪，引动内蕴痰湿，或接触异味，或过食鱼虾海味、辛辣酒酪以致气机不畅，肺系邪壅，发为喘咳。正如《医贯·喘论》云：“若为风寒暑湿所侵，则肺气胀满而喘，呼吸迫促，坐卧不安。”方用黄芪、大枣、黄精、甘草补脾益肺，以补素禀之不足；蝉蜕、紫草、苍术、艾叶祛风、除湿、解毒以制病邪之侵淫。全方无一药平喘而喘自平，所谓“治病必求其本也”。

（3）脱敏合剂治疗过敏性鼻炎

典型病例

秦某，女，41 岁，医生。1991 年 6 月 5 日初诊。

自诉患过敏性鼻炎已 3 年，遇冷即出现喷嚏、鼻痒、流涕，入冬上班则喷嚏连作，清涕长流不断，室内升温或卧床覆厚棉被暖和后方止。伴见倦怠、乏力、恶寒、多汗，平素易感冒。舌淡红，苔薄白，脉弱。

证属卫外阳虚，外邪侵袭。

处方：附片（先煎）10g，黄芪 30g，防风 10g，白术 15g，苍术 30g，大枣

30g，甘草10g，紫草30g，蝉蜕10g，辛夷10g。

患者服上方3剂，诸症明显好转，续服上方10剂病愈。

按：过敏性鼻炎，属于中医鼻鼽的范畴。常反复发作，根治颇难。本例系卫外阳虚，外邪侵袭所致。方用玉屏风散加附片、大枣温阳益气，过敏汤加辛夷祛邪脱敏。药中病机，故收速效。

5. 痹病

痹病，包括现代医学的风湿性关节炎、类风湿关节炎、骨质增生、骨退行性变、滑囊炎、滑膜炎、痛风、风湿热等多种疾病，系临床常见病。且病情反复，根治颇难，李孔定治疗本病经验丰富，用药奇巧，疗效显著。

（1）风寒湿痹，散寒逐湿兼祛风

风寒湿痹，多由患者素体虚弱，气血不足，腠理空虚，以致风寒湿邪乘虚侵袭，逐渐深入，流连于筋骨间而为痹。即《素问·痹论》所云："风寒湿三气杂至，合而为痹也。"李孔定认为："本证的特点是以寒为主，兼风夹湿。"由于寒性收引、凝滞，故其关节痛剧，多伴见拘急、屈伸不利等症。其脉迟或弦紧，舌苔薄白或厚滑，治宜散寒逐湿祛风。李孔定一般选用乌头汤治之。常加白芥子、露蜂房、鸡血藤。瘀滞较甚加红花。本方温经散寒、逐湿通痹、扶正固表、化瘀通络同施，用2～3剂常可奏邪去正安之效。李孔定认为，本方川乌虽有毒性，但其祛邪镇痛作用强，且久煎毒减，又有蜂蜜、芍药、甘草解毒之品为伍，重用无害；予麻黄搜剔入骨之风寒，功专效显。

典型病例

张某，女，43岁，职员。自诉双下肢疼痛半年，尤以膝关节处痛剧。遇寒加重，痛时不可屈伸，脉迟缓，苔白厚滑，舌淡红。

处方：川乌（先煎）30g，赤芍50g，黄芪50g，麻黄10g，白芥子30g，鸡血藤30g，甘草12g，蜂蜜（兑服）250g。

服上方1剂后痛减，又续服2剂后痛止，后服四物汤加味调理善后。

（2）阳虚寒痹，温阳散寒兼通滞

阳虚寒痹，多由患者素体阳虚，寒邪侵袭，水寒不化，侵袭筋脉骨节，闭阻经络，气血运行不畅所致。李孔定认为，本证的病机特点是以阳虚为主，后期则因虚致瘀。其症痛处固定，冷感明显，多伴见形寒肢冷、腰膝酸软无力，甚则弯腰驼背。脉象细缓或沉弱，舌淡白。治疗当以温阳散寒为主，兼通瘀滞。用阳和汤加附片颇为合拍。

典型病例

刘某，男，46岁。自诉左侧腰骶部及髋关节处坐卧或起立时疼痛加重，不敢行动，稍活动或局部热敷后疼痛缓解。伴见腰膝酸软、夜尿多。服西药治疗数月效微。诊见患者头身稍向右前倾、左侧臀部向右后凸的被动体位。舌淡苔白，脉沉细。

处方：麻黄10g，炮姜10g，肉桂10g，熟地黄30g，白芥子30g，鹿角胶（烊化兑服）15g，制附片（先煎）15g，甘草6g，知母15g。

服3剂后疼痛大减，腰能挺直，唯坐卧起立时微痛，又服4剂后疼痛消失如常人。

（3）湿热痹证，清热利湿兼通络

李孔定认为："湿热痹证，系热与湿合流注于筋脉关节，气血运行不畅所致。"其症关节红肿，焮热烦痛，甚则不能触按，伴见口渴、小便黄赤，舌红，苔黄或白腻，脉多滑数。治宜清热利湿、活络止痛。李孔定常用银翘白虎汤合二妙散加生地黄、秦艽。上肢痛甚加桑枝、羌活，下肢痛甚加威灵仙、独活，小便不利加车前草。

典型病例

李某，男，17岁，学生。因咽痛发热7天后周身关节游走性疼痛、灼热，下肢出现散在性红斑，舌红，苔薄黄，脉滑数。化验血沉60mm/h，抗链球菌溶血素"O"（ASO）增高。诊为湿热痹（急性风湿热）。

处方：金银花15g，连翘30g，石膏30g，知母15g，生地黄30g，苍术15g，黄柏15g，秦艽15g，甘草10g，桑枝30g。

患者连服上方5剂后诸症好转，又服10剂诸症愈。化验血沉10mm/h，ASO＜500U。

（4）顽痹兼瘀，搜剔燥湿兼化瘀

顽痹的病程长、病势剧，治疗颇为棘手。李孔定认为："本病之初由正气亏虚，感受风湿热邪，痹阻于肌肉、筋脉、骨节，使气血运行不畅，久则湿凝为痰、血停为瘀，痰瘀互结，阻闭经络，深入骨骱，出现关节肿胀、畸形、麻木、活动受限。”其脉多细涩，舌多紫暗或见瘀点。李孔定根据本病多兼瘀滞的特点，自拟一方名“顽痹汤”，药由蜈蚣、全蝎、露蜂房、威灵仙、白芥子、土茯苓、小茴香、党参、知母、赤芍、甘草组成。方以虫类药为主，搜剔入络之湿瘀痰结，共奏活血、通络、除湿、益气之功。证之临床，疗效甚佳。

典型病例

吴某，男，19岁。自诉1989年开始出现指趾关节疼痛如锥刺，化验：SR（+），诊为“类风湿关节炎”，服中西药不见好转。半年后疼痛加重，指趾关节及右踝关节肿大变形，行走不便。诊见脉沉细，舌暗淡，苔薄黄少津。

处方：蜈蚣（研末冲服）4条，全蝎（研末冲服）12g，蜂房30g，威灵仙50g，白芥子30g，土茯苓30g，小茴香12g，党参30g，知母30g，赤芍15g，甘草15g。服上方3剂痛减；又服5剂后痛减，关节屈伸自如，唯关节肿大未除，原方去白芥子、知母，加黄芪常服。

（5）骨痹多虚，养血补肾壮筋骨

骨痹，多由血虚、肾虚以致筋脉、筋骨失养而成，《素问·长刺节论》云：“病在骨，骨重不可举，骨髓酸痛，寒气至，名曰骨痹。”本证由于邪留筋骨，其症久痛缠绵，时轻时重，骨节酸痛无力，屈伸时加重。多见于40岁以上的患者。X线检查可见周围有钙质沉着，关节边缘有外生骨疣。李孔定宗“治风先治血”之旨，以四物汤为主，伍狗脊、骨碎补补肝肾、强筋骨、健腰膝；配威灵仙、粉葛、山楂等处湿活血通络，枳壳行气。

典型病例

谭某，女，41岁。患腰痛3年，活动受限。X线片显示“腰椎骨质增生”。诊见脉沉细，舌暗红，苔薄白少津。

处方：狗脊30g，骨碎补30g，枳壳15g，知母30g，威灵仙15g，当归30g，川芎15g，赤芍30g，熟地黄30g，粉葛30g，山楂30g，甘草10g。

患者守方服药20剂，诸症若失。

（6）小结

从以上病例可以看出，李孔定治疗痹病除顽痹系予自拟方外，其余各例均由古方加减，似无奇特。但其貌似一般的治疗中，却蕴含了独特的风格，即：①无论何种类型的痹病，在祛邪的同时都兼顾了扶正，这正合《灵枢·刺节真邪》

“虚邪之中人也……搏于皮肤之间，其气外发，腠理开，毫毛摇，气往来行，则为痒，留而不去，则痹”之旨。李孔定常言，风湿之病多系因虚而致，又因此病多反复发作，正气已受邪气戕贼，祛风燥湿之药虽属必用，但如单用久用，必使正气更虚，导致病情加重，终可致损致残，以至无法挽救，应及早想到“投鼠忌器”之论。②李孔定常云，寒湿之邪，其性固着，最易滞经阻络，妨碍气血运行，又兼气虚推动乏力，瘀阻日加，以致痰瘀互结，形成第二病因。新旧两邪相合，其势益甚。故在组方时常加活血化瘀之品，以期并挫其势。《证治汇补·痹论》云：“初起强硬作痛，宜祛风化瘀；沉重者，宜流湿行气。久则须分气血虚实，痰瘀多少治之。”实为经验之谈。在选药方面，李孔定云：“活血之药兼具益血之功者，首选鸡血藤，次选丹参；祛经络之痰较著者，首选白芥子，次选威灵仙。”

6. 挽重救危，有胆有识

临证治常易、治变难；阴阳离决，虚实夹杂之重症，治之更难。李孔定救治危急重症，谨守病机，深谙病性，制方谨严，临危不乱，有丰富的经验。认为，急症用药，宜重宜专，重则力足而易克邪制胜，专则力聚而锋芒所指不乱。若病重药轻，服之不但无效，反而贻误病情，促其剧变。

（1）胆道蛔虫（蛔厥）案

李某，女，36岁，农民。1992年1月5日初诊。

右上腹阵发性剧痛伴呕吐10天，加重3天。10天前突发右上腹钻顶样剧痛，时痛时止。痛时弯腰屈膝，辗转不安，呕吐黄苦水。去某中心医院诊为“胆道蛔虫”，住院治疗7天不见好转。近3天来频发疼痛，畏寒发热，脘胀嗳气，不思饮食。B超检查结论为“胆道蛔虫伴胆囊炎”，嘱手术治疗，因患者畏惧遂出院来门诊治疗。诊见：呻吟不已，面目及周身轻度黄染，精神倦怠，手足厥冷，右上腹胆囊区触痛，舌淡，苔厚白，脉沉细。诊为蛔厥。

证属脾胃虚寒，肝胆郁滞。治以温脏安蛔。方用椒梅汤加味。

处方：党参50g，黄芩、白芍、乌梅、法半夏、茵陈各30g，黄连、干姜、甘草各10g，枳实15g，草果、花椒各6g。

服上方2剂后疼痛及呕吐愈，黄疸渐退，饮食稍增。守方又服2剂后，诸症消失，唯倦怠乏力，以四君子汤加味调理善后。

按：患者脾胃虚寒，蛔虫遇寒则动，逆行钻入胆道，致肝胆郁滞，湿热由生。

李孔定用《温病条辨》椒梅汤加减，以党参益气健脾，干姜温散脏寒；蛔虫遇辛则伏，闻酸得静，得苦则下，故用乌梅酸以制蛔，花椒辛温杀蛔，芩、连苦寒下蛔；辅法半夏降逆止呕，枳实行气止痛，茵陈、草果渗湿清热、利胆退黄。全方补泻俱备，寒热并用，使蛔安脏暖，其病得愈。

（2）间歇热（胆胃湿热证）案

张某，男，31岁，干部。1992年5月31日初诊。

定时发热4个月。自1992年1月16日开始出现恶寒发热，每隔7日发作1次。每次发病均于下午4时开始发冷，1小时后体温逐渐升高，晚上9～10时体温达39℃以上，次晨3时左右开始退烧，5时体温恢复正常。实验室检查无异常发现，亦未查到疟原虫，西医未予确诊。自诉口苦脘闷、不思饮食、便溏不畅。诊见：倦怠少神，体胖面微黄。舌胖，质暗红，苔厚白腻，脉弦滑。

证属胆胃湿热。治以清胆利湿、和胃化痰。方用蒿芩清胆汤。

处方：青蒿、黄芩、滑石（包）、青黛（包）各30g，枳实、茯苓、法半夏各15g，陈皮6g，竹茹6g，甘草10g。

连服上方3剂，热退病愈。随访1年未见复发。

按：患者痰浊湿热滞于少阳之经，正邪纷争故寒热如疟，热甚于湿故热重寒轻。李孔定用温胆汤清热利湿。除湿化痰，使少阳胆热得清，痰湿得化，则热退而病愈。

（3）冠心病心绞痛（真心痛）案

李某，男，58岁。1993年1月18日初诊。

患者近1月来心前区憋闷不适，有压榨感，时发刺痛。近1周来憋闷加重，刺痛发作频繁，早晚尤甚，伴心悸、乏力、烦躁。服西药虽能减轻症状，但不能控制复发。诊见：倦怠，面白无华。舌暗红，苔薄白，脉弦细。

证属气虚血瘀，胸阳痹阻。治以活血化瘀、益气宁心为法。

处方：红参12g，山楂30g，茯苓15g，丹参30g，枳实30g，甘草12g。

患者连服上方3剂，胸部憋闷及刺痛未再发作，又服上方10剂，诸症明显好转。仅在郁怒或气温骤降时有轻微刺痛。

按：真心痛，属于现代医学冠心病、心绞痛的范畴，多系缺血性心脏病，治疗颇为棘手。西医采用冠脉搭桥或再通术，或使用钙离子拮抗剂、β-受体阻滞剂、溶栓等扩冠药物，虽能缓解疼痛，但疗效不稳定。李孔定根据“心主身之血脉”(《素问・痿论》) 和“血脱者色白，夭然不泽”(《灵枢・决气》) 以及“治血须治气”等理论为依据，采用活血化瘀、养阴益气、行气止痛等法施治，或一法独用，或几法合用，其药味简练，效果显著。

（4）间质性肺炎（咳嗽）案

杜某，男，56岁。1991年9月9日初诊。

1个月前因车祸致右胸部4～5肋骨线型骨折。住院治疗两天后出现恶寒、咳嗽、鼻塞流涕。因遵西医嘱加强营养以利骨折愈合，即服食甲鱼等高蛋白营养品，随即咳嗽加重，吐白色黏稠痰涎，痰中带血，血色鲜红。体温在39℃左右。口服抗生素及化痰止咳西药，汗出热退，但咳嗽未减。呈阵发性剧咳，痰少而黏稠难咯，咳引胸及头痛，眼冒金星。时发潮热，午后为甚，伴烦躁、多汗。经某中心医院胸部拍片（X线片号：23851）及CT检查（CT号：4416）结论为“双下肺间质性肺炎”。痰培养：聚团肠杆菌、卡他株及甲号溶血性链球菌。药敏试验后选用西药氯霉素、吡哌酸等治疗1周不见好转，遂转李孔定处诊治。症如前述，舌红无苔，脉弦细。

证属阴虚肺燥，痰凝气滞。治以滋阴润肺、清热化痰、行气通络。

处方：沙参、知母、麦冬、海浮石、桔梗、浙贝母、黄芩、连翘、神曲各30g，枳实、甘草各15g，枇杷叶12g。

服药2剂后咳嗽大减，觉口中灼热、胸痛，舌上已微布薄白苔。原方又服4剂，仅见轻微干咳，胸部窒闷不适。舌红，苔薄白，脉左沉弦细，右沉缓。拟健脾益气、行气通络善后。

处方：黄精、党参、山药、女贞子、神曲、鱼腥草各30g，茯苓、郁金、枳壳、黄芩各15g，佛手、甘草各10g。

按：间质性肺炎，又称肺泡炎。临床以干咳、气急、肺部特殊啰音（细捻发音或Velcro啰音）为主要特征。胸部X线检查为毛玻璃状阴影，病变进展出现结节状；血液检验SR增快；肺功能测定肺容量减少。西药抗生素或激素治疗效果不佳。李孔定认为，本病的基本病机多阴虚肺燥，痰瘀阻滞，肺络不通。病程一般较长。针对病机特点，李孔定用沙参、麦冬、知母滋阴润肺，黄芩、连翘清肺泄热，海浮石化痰，枳壳行气通络。诸药配合，相辅相成，俾清热化痰不伤阴，行气通络不留邪，故获显效。

（5）背部发热，温阳化饮而愈

罗某，女，37岁。

每晨4时背心发烧，起床即愈。服中西药数剂不见好转。诊见脉弦滑，舌暗淡，苔白厚滑。

证属痰饮深伏阴分。治以温阳化饮、引邪外出。

处方：茯苓30g，企边桂10g，白术30g，甘草10g，柴胡15g，葛根30g。

患者连服2剂病愈。

按：脉证合参，证属饮邪留伏阴分，李孔定以苓桂术甘汤温阳化饮，加柴胡引邪由阴出阳，再加葛根解表达里，通经脉之滞。其药味精练，切中病机，疗效显著。

（6）背部发冷，鹿附汤直达病所

余某，男，36岁。因背部发冷，于1993年6月28日来诊。

自诉近1年来背部正中发冷，早晚及入冬尤甚。伴见腰膝酸软、倦怠乏力。诊见：舌暗红，苔白厚腻，脉沉细涩。

证属肾阳虚衰，寒自内生。治以温阳散寒，方用《温病条辨》鹿附汤。

处方：鹿角片30g，附片12g，菟丝子（包煎）30g，草果6g，茯苓30g。

患者连服上方3剂后背部不冷，唯倦怠乏力，后服补脾益肾之剂调理善后。

按：鹿附汤出自《温病条辨》，原方用本方治疗湿邪久留，流于下焦，伏藏足少阴肾经，损伤了肾的阳气，以致火不生土，脾阳不足而致的身痛、脚肿之症而设。李孔定用本方治疗背部发冷，收效甚佳。背为督脉及足太阳膀胱经循行路线。肾与膀胱为表里，督脉起源于肾，总督一身阳气，故肾阳虚可致背部发冷。方用鹿角片补督脉之阳，督脉的阳气一升，全身的阳气都得到振奋鼓舞；附子配菟丝子补肾中真阳，通行十二经脉；又以草果温太阴独胜之寒而醒发脾阳，再用茯苓淡渗，辅附子开达膀胱气化，使寒湿自膀胱而化，则背冷自除。

（7）久年黄疸，扶正祛邪通瘀滞

李某，女，21岁。患黄疸14年，加重5月。14年前开始出现面目身黄，每次发作需治疗2～3月方愈。初起每年1发，继而每年二三发。1992年12月5日病发至今已5月未愈。去某医院诊为“阻塞性黄疸”，住院治疗1个月不见减轻，遂转李孔定处诊治。刻诊：面目身黄，色泽不鲜，消瘦，伴见身痒、倦怠、纳差、小便黄。舌暗红，苔薄黄少津，脉沉细涩。

证属气阴两虚，湿热瘀滞胆腑。治以益气养阴、清热利湿、行气活血、利胆退黄。

处方：红参 10g，麦冬 30g，山药 30g，茵陈 100g，蒲公英 100g，栀子 15g，紫草 30g，郁金 30g，枳壳 15g，红花 10g，赤芍 30g，丹参 30g，甘草 12g。

二诊：服上方 10 剂，全身皮肤及巩膜黄疸退净，仍倦怠乏力、气短懒言、口干不思饮。脉沉细，舌暗红，苔薄黄少津。此乃邪去正虚，治以扶正为主兼利湿化瘀。

处方：红参 10g，麦冬 30g，玉竹 30g，女贞子 30g，山药 30g，茵陈 50g，蒲公英 30g，郁金 30g，枳壳 15g，赤芍 30g，丹参 30g，鸡血藤 30g，甘草 10g。

患者又服上方 10 剂，病愈。

按：患者时发黄疸达 14 年，脉证合参，乃正虚邪留。李孔定在大队益气养阴药中，伍大队利湿清热之剂，使邪去而不伤正，正复而不敛邪。久病必瘀，瘀阻则邪难却。故以枳壳行气，郁金利胆，红花、赤芍、丹参等活血祛瘀，气行、胆利、瘀散，则湿热之邪自不留滞而愈。

7. 鼻衄

李孔定治疗鼻衄，主张降气以降火，火降则衄自止。久衄施治，或主张补水以制火，寒凉之剂不可轻投；或主张补阳以生阴，反治可获奇效。

（1）阳虚阴必走，补阳可护阴

鼻衄虽以火热为多，然而鼻衄日久或出血量多，则易导致血亡气脱，此时，此脉多细数，无神，伴见自汗、气短、声低。明·赵献可云：“有形之血不能速生，无形之气所当急固。”其治当救真阳于将断之时。李孔定治疗此类出血，多用温阳益气固脱、引火归源、导血下行之法，收效甚著。

如治王某，女，38 岁。鼻衄 3 天，血流如注，延中西医针汤并进，鼻腔塞肾上腺素纱条，血仍不止。李孔定往诊，见面色苍白、鼻血流出如注、鼻周血迹斑斑；苔薄白少津，舌淡红少神，脉细微；气短心烦，手足清冷。诊为血亡气脱之证，治以益气固脱、导血下行。药用党参 100g，附片 10g，白芍 30g，牛膝 30g，黄芩 20g，枳实 15g，大黄 10g，甘草 20g，白茅根 60g。煎服尽剂而血止，气短心烦减轻。衄初止，恐其复作，于原方中去大黄，加龙骨、牡蛎各30g，以收敛止血、镇心安神。续服2剂心烦解、手足转温。后以四君子汤加山药、熟地黄调理而愈。

（2）阴亏火上浮，阴复火自降

肝肾阴亏于下，则无根之火易浮泛于上，迫血外溢则易致鼻衄，其病程一般较长，多伴见面色无华、两颧微红、脉细数微弦。治宜甘醇补阴、凉血止血。李孔定一般常用补肾益阴之白茅根、墨旱莲，使上浮之火得以下行。由于患者病程日久，气血由此而亏。故加用猪肉炖服，既“补肾气虚竭”（《备急千金要方·食治方》），又补脾胃、“滋肝肾”（《随息居饮食谱》）以充化源。使气阴渐复而虚火归根，其治两济标本之急，鼻衄自止。

如治张某，女，52岁。患高血压12年。近3年鼻衄反复发作，经中西医止血药治疗屡愈屡发。发则1月左右方止，延月余又发。此次鼻衄，虽经治疗，但已20天未止，鼻腔塞肾上腺素纱条，则血从口中溢出。诊见：面色无华，两颧微红。舌淡红，苔薄微黄少津。脉细数微弦。治以滋阴凉血、补脾益肾。药用白茅根、墨旱莲各100g，猪肉（肥瘦兼半）200g，共炖汤食用，1日1剂。服1剂后鼻衄渐止，服2剂后血停。唯头晕、乏力、心悸。原方继进2剂后，头晕心悸渐平，精神渐振。嘱服六味地黄丸3剂善后。追访2年鼻衄未复发。

（3）火乃气之余，气降火无源

血热妄行所致之鼻衄，其证有火证火脉可据。李孔定认为，血属阴，本纯净而不动，必随气之鼓动而运行不息，若脾胃积热或郁怒伤肝，均可致气机逆乱而致鼻衄。即丁甘仁先生所云：“天下无逆流之水，人身无倒行之血，水之逆流者因乎风，血之倒行者因乎气，气逆则血溢矣。”火乃气之余，气降则火无源，火消而气难升。李孔定治疗本证，常在大队凉血止血药中配伍一味枳实降气之逆。血随气降，故不上溢而愈。

如治巨某，女，40岁。1993年5月15日初诊。患鼻腔干燥，常流鼻血24年。患者16岁开始出现鼻腔干燥，常流鼻血。发则10余日方愈，延1～2月又发。五官科检查见鼻黏膜充血。此次鼻出血已3天，右侧鼻孔为甚，初起点滴出血，近2天血流如注。用明胶海绵填塞鼻腔仍血流不止。舌暗红，苔薄黄，脉弦数。为血热妄行。治以养阴清肺、降气凉血止血。

处方：黄芩、连翘、芦根、南沙参、大蓟各 30g，白茅根、墨旱莲各 50g，枳实 15g。

服上方 1 剂，出血明显减少，续服 2 剂，出血停止，原方去大蓟，加麦冬 30g，又服 5 剂痊愈。随访已年余未复发。

8. 慢性肾炎

慢性肾炎，属中医虚劳、水肿、腰痛等病证范畴。其症浮肿不甚，腰酸乏力纳差，面色苍白或萎黄。实验室检查：尿中常有蛋白、管型或红细胞、白细胞。其基本病机是肺脾肾俱虚，运化失常，开阖不利，以致水湿停聚，进而气滞血瘀，积结成毒。由于本病病程较长，加上药物克伐等多种因素，致正气日耗，病变更为复杂，终致正虚，气滞、水结、血瘀交错为患。李孔定根据本病的病机特点，以补脾益气、行气通滞、活血利水、固肾摄精四法灵活施治，疗效甚佳。

（1）补脾胃大法，脾健水湿运

李孔定认为，慢性肾炎，虽肺、脾、肾三脏俱虚，但以脾虚为主。因脾居中焦，为水液输布、气机升降之枢纽，为制水之脏，由于病久加上不少治疗本病的药物易于克伐脾胃，脾虚则散精无权，上可致肺虚不肃降，水道不通调；下可致肾阳衰微，精微流失，致病情加重。

慢性肾炎由于脾虚运化失常，初期多见肢肿、呕恶、纳差、腹胀、便溏，日久则气血阴阳俱虚，出现面色苍白或萎黄不华，面浮、肢肿，气短懒言，舌淡脉弱等。李孔定以补脾为大法，取“健中央以运四旁”之意。治随脾虚之轻重酌情选用四君子汤、参苓白术散，或理中汤等方，一般肺气虚加黄芪，偏肾阳虚加淫羊藿、枸杞子，阴虚加山药、女贞子。

（2）水化在于气，气行则水行

本病的病机特点是以脏气虚衰为主，气虚则湿聚水停，反过来又影响肺气的通调、脾气的运输、肾气的开阖和三焦的决渎，使上下出入枢机不利，形成水因湿阻，气因水塞。于是水道壅塞结滞，水渗皮肤、肌腠而肿。故李孔定认为，水化之关键在于气，气化则水行。李孔定遵明·张介宾“凡治肿者，必先治水，制水者必先治气”之旨，于健脾方中加入行气之品，常收著效。一般宣降肺气、畅理三焦，肺寒常选麻黄，肺热常选枇杷叶，肺闭常选桔梗以宣降水之上源，开其上而下自通；调理脾胃，斡旋中州，常选陈皮、枳壳、神曲，使升降出入有序；

下焦肝肾气滞不畅常选橘核，偏寒选小茴香，还常用牛膝引水下行使大气一转，水湿邪气自散。兼汗出恶风者，李孔定常宗岳美中先生用法，选汉防己通行十二经，领诸药斡旋于周身，使上行下出，外宣内达。

（3）水停血瘀滞，瘀化水自行

李孔定认为，慢性肾炎由于气虚、气阻、气聚互为因果，故多兼血瘀之证。诚如《血证论》所云："水病则累血。"血脉瘀滞使津液渗出脉外而为肿。即如《金匮要略·水气病脉证并治》所云："血不利，则为水。"本病兼瘀滞者，其临床表现多见面浮肢肿、腰痛、腰酸、面色晦暗，舌紫暗或见瘀斑，脉多涩象。李孔定一般用丹参养血活血，瘀滞较甚加红花、三七；瘀滞而肿甚重用益母草，既可祛瘀，又能利水，且现代药理研究证实其有明显的利尿、降压作用；瘀滞而肝肾不足者，常加怀牛膝活血化瘀、补肝益肾，引药下行，该药还含有多量钾盐，可防止利尿后失钾。

（4）肾虚精微失，固肾可摄精

现代医学认为，慢性肾炎由于大量的尿蛋白排泄后，易致低蛋白血症，而低蛋白血症又致反复感染和加重水肿使病情日重。李孔定认为，在正常情况下，肾气充则精气内守，肾气虚则封藏失司，精微失摄，故出现蛋白尿、管型或红细胞、白细胞。李孔定常于健脾方中加入补肾摄精之药，使肾关开阖有度，精微内守而纠正低蛋白血症，消除尿中蛋白，减轻水肿。李孔定用药一般是肾阴虚用山药、山茱萸；肾阳虚用淫羊藿、枸杞子、续断；尿中有蛋白，多加芡实、山药、金樱子、黄芪；尿中有颗粒管型，重用山茱萸或枸杞子。

（5）典型病例

案1 雍某，女，36岁。1991年8月10日初诊。

全身反复水肿6个月，加重1个月。患者近6个月来全身反复水肿，用西药激素、利尿药及中药治疗，病情时轻时重。近1个月来腰以下肿甚，伴见腰酸痛、头昏、乏力、纳差、脘腹胀满不适、大便时硬时溏。面浮，面色萎黄，舌暗淡，苔白润，舌下系带瘀滞，脉沉细涩。查体：双下肢中度凹陷性水肿，腹部叩击有移动性浊音。尿常规检验：蛋白（++++），颗粒管型0～3/HP，红细胞0～2/HP，白细胞0～3/HP。血常规检验：血红蛋白80g/L。血压：160/72mHg。

证属脾虚不运，肾虚不摄，气滞血瘀，水湿内停。治以健脾益肾摄精、行气化瘀利水。方用四君子汤加减。

处方：党参 30g，白术 15g，茯苓 15g，陈皮 12g，神曲 15g，山药 30g，丹参 30g，芡实 30g，益母草 30g，橘核 15g，续断 50g，连翘 30g。

上药水煎分 6 次服，1 日服 3 次。患者服上方 5 剂后，尿量明显增加，全身水肿减轻。续服 10 剂后，精神好转，睡眠佳，食纳正常，全身水肿及腹水消失，唯尿中蛋白（++）。原方去神曲、益母草，加金樱子 15g，甘草 10g，守方服用 30 剂，病愈。追访 2 年未复发。

案 2 何某，女，25 岁。1991 年 12 月 5 日初诊。

患者 1 年半前因患妊娠中毒症分娩后全身浮肿，伴恶寒、头昏乏力、腰酸痛、纳差。尿常规检验：蛋白（++++），镜检有红细胞、白细胞及管型。诊为“慢性肾炎”“慢性肾功能衰竭”。在当地注射青霉素，口服强的松、左旋咪唑、昆明山海棠及利尿剂治疗不见好转。诊见：全身水肿，面色淡白无华，精神萎靡，少气懒言，不思饮食，小便短少，大便溏。舌淡苔薄白，舌胖，边尖有齿痕，脉沉细涩。尿常规：蛋白（++++），颗粒管型 0 ~ 3/HP，红细胞 0 ~ 2/HP，白细胞 0 ~ 3/HP。血常规检验：血红蛋白 65g/L。血压：120/75mmHg。

证属脾肾两虚，气滞血瘀水停。治宜温补脾肾、行气化瘀利水。方用理中汤加味。

处方：红参 10g，淫羊藿 15g，白术 15g，炮姜 10g，茯苓 30g，丹参 30g，橘核 15g，益母草 100g，芡实 30g，枳壳 15g，金樱子 15g，山药 30g，甘草 6g。

上药水煎分 6 次服，1 日服 3 次。患者服上方 3 剂后，水肿明显减轻，精神好转，食纳正常。又服 10 剂后，全身水肿消失，唯腰酸。尿常规检验：蛋白（++）。原方去红参、淫羊藿、益母草、炮姜，加山茱萸、党参各 30g。又服 30 剂，病愈。

9. 肾结石伴积水

肾或输尿管结石，由于结石阻塞尿液通路，可致肾盂积水，轻则腰部胀痛，重则危及生命。李孔定认为，形成本病的主要因素是阳虚水结、气虚湿聚、秽浊凝结而成砂石，石阻尿路又加剧水湿内停。故以温阳、益气、行气为大法施治，每获良效。

（1）阳虚水结，温阳化气兼破滞

李孔定认为，泌尿的功能正常与否，取决于膀胱的气化作用，即所谓“气化则能出焉”。而膀胱的气化作用又取决于肾，肾阳充足则膀胱的气化功能正常，水湿适时排出；肾阳虚则膀胱的气化功能失司，影响尿液排泄，其秽浊聚而成石。正如隋·巢元方《诸病源候论·诸淋病候》所云：“肾主水，水结则化为石。”尿路砂石轻则出现石淋，重则阻塞尿路导致肾盂积液。肾或输尿管上段结石伴肾盂积水，主要临床表现为腰部胀痛，伴见面色皖白、畏寒肢冷、倦怠乏力，脉多沉迟，舌淡红，苔薄白滑。

李孔定以温阳化气、散结破滞为法，用苓桂术甘汤加味治之。药用企边桂（阳虚甚者加附片）温补肾阳以助膀胱气化，白术、茯苓化湿行水，甘草配赤芍化瘀解痉，缓解挛痛，配橘核行气破滞增强止痛之效，重用茵陈利水排石。

如治夏某，女，44岁。1992年11月10日初诊。自诉腰骶胀痛3个月。患者近3个月来右腰部胀痛不适，初起疼痛不显，近1个月来疼痛加剧。弯腰或坐卧转侧时痛甚。伴见畏寒肢冷。诊见面色皖白，右腰部叩击痛。舌淡红，苔薄白滑。B超检查见右输尿管上段0.8cm×1cm结石，右肾盂见4cm×5cm液性暗区。诊为“右输尿管上段结石伴肾盂积水”。证属阳虚水结，气化不行。治以温阳化气、散结破瘀排石。方用苓桂术甘汤加减。

处方：茯苓30g，白术30g，企边桂6g，附片10g，赤芍50g，甘草6g，茵陈50g，生姜10g。水煎服，2日1剂，每日服3次。

患者服上方后，疼痛逐渐减轻，连服上方5剂后复查B超，显示右输尿管上段之结石已排至膀胱，肾盂无积水。

（2）气虚湿聚，益气渗湿兼化瘀

李孔定认为，气病则水病，因水液在人体维持正常的代谢平衡，离不开气的升降出入运动。当气的升降出入运动失常时，则致津液的代谢失常。如气虚则可致气不化水，致水湿停聚，秽浊结而为砂为石，砂石阻滞肾或尿路，遂致肾盂积水。其症腰部胀痛，伴见面色萎黄、倦怠、气短、纳差。其舌多淡红，苔薄白，脉多细缓。李孔定以益气渗湿为主，兼祛瘀排石法治之。一般重用党参健脾益气以治本，使气旺湿行；用茵陈、大蓟利水渗湿排石以治标，使源清流洁。秽浊凝聚为石，石阻肾与膀胱使经脉凝滞，又加重水停，使气血不通而胀痛，故用赤芍化瘀解痉，配橘核行气破滞，妙用怀牛膝活血降气，引邪下行。

如治黄某，男，31岁。1993年4月26日初诊。右腰部胀痛1周，伴见面色萎黄、消瘦、倦怠乏力、气短、纳差、善太息。查右肾区叩击痛。B超查见右肾盂有0.3cm×0.4cm、0.6cm×0.8cm 2个强光团，7cm×8cm液性暗区。诊见脉细缓，舌暗淡，苔薄白。诊为“右肾结石伴积水”。

证属气虚湿聚。治以益气渗湿、化瘀止痛。

处方：党参100g，茵陈100g，大蓟30g，赤芍30g，橘核15g，怀牛膝30g。

患者连服上方7剂，结石排出，肾盂积水消失。后以补脾益气之剂调理善后。

（3）气滞湿阻，行气渗湿通瘀滞

李孔定认为，气机逆乱则施化不行，水浊易于阻遏，久而壅结为石，石阻尿路则致肾盂积液。其症多见肋脊角压痛，脐下满闷不适，伴胁胀、嗳气等症。甚则腰部胀痛连少腹，舌多紫暗，脉多弦紧。李孔定主张，治宜从调畅气机入手，采用行气、降气法，使其升降出入有序。即清·吴谦所云：“气降则水降……气行则水行。”（《医宗金鉴·删补名医方论卷五·舟车神佑丸注》）一般选用四逆散加橘核行气通滞、散结解痉止痛，使气降而水石下流；重用茵陈渗湿排石、牛膝活血降气，使大气运转，推荡水浊结石下行。

如治黄某，女，42岁。1992年7月10日初诊。自诉右肋脊角及脐下满闷胀痛，嗳气频频，烦躁易怒。诊见舌紫暗，苔薄黄，脉弦紧。B超检查见：左输尿管上段0.5cm×0.8cm结石伴肾盂积液（可见4cm×6cm液性暗区）。

证属气滞湿阻，水石阻碍肾脉。治以行气通滞、渗湿化瘀。方用四逆散加味。

处方：柴胡15g，赤芍50g，枳实15g，甘草10g，茵陈50g，橘核15g，怀牛膝30g。

患者连服上方4剂，诸症悉解。

10. 咽喉诸疾，治有特色

（1）慢喉喑（声带小结）案

何某，女，30岁。因声音嘶哑6个月，于1991年6月18日初诊。

6个月前听气功报告时，当场大哭4小时之久，随即出现声音嘶哑，服西药治疗不见好转。1个月后又因生气病情加重，以致不能发声。经注射青霉素，口服螺旋霉素及中药治疗月余，能发出低微声音，但颇费力，伴见喉痛隐隐、咽梗不利、胸闷心烦，影响工作和休息。去某音乐学院声带病专科门诊诊治，见咽部色泽红润，声带肥厚，边缘有小结状突起，色淡红，声门关闭不全。诊为“声带小结”。又服螺旋霉素等西药治疗月余，仍无好转，遂来李孔定处诊治。症如前述，察舌暗红，苔薄黄少津，舌下系带暗红，脉沉弦涩。既往嗜辛辣，系业余歌手。

证属气郁化火，伤阴灼津，致痰热内生，痰瘀互结，闭阻于喉。治以滋阴清热、行气化痰、散结开音。

处方：沙参30g，黄芩30g，连翘15g，薏苡仁30g，浙贝母30g，桔梗10g，海藻30g，枳壳15g，甘草10g，木蝴蝶6g。

服药5剂，6月28日复诊，服药后咽喉部不梗不痛，胸不憋闷，能顺利发声，但声调稍低。原方续服10剂后发声恢复正常。嘱调畅情志，忌食辛辣，节制语言。原方又服10剂巩固疗效。追访2年，未见复发。

按：患者系业余歌手，用嗓时多，平素性急善怒，嗜好辛辣，且曾经大哭，病中生气，致津液耗伤。气郁化火，灼津为痰，随气上窜，痰瘀互结声户而致失音。阴津耗伤，气滞不行，痰瘀闭结互为因果。方用沙参养阴润肺，黄芩、连翘、薏苡仁清热泻火，桔梗、浙贝母、海藻清化热痰，海藻配甘草相反为用，散结开闭，木蝴蝶利咽开音。李孔定认为，治痰需行气，气行则痰行瘀散，故加枳壳调畅气机，以助桔梗、海藻化痰散结之力。

（2）喉痹（急性喉炎）案

魏某，男，18岁。1991年10月1日初诊。

咽痛1月余。1个月前因气温骤降受凉出现咽痛，伴恶寒、咽痒、微咳。某医院予青霉素等抗菌消炎药及清热解毒利咽中药治疗不见好转。近几日咽痛加重，吞咽困难。来诊时见咽部微肿、色淡红，咽后壁淋巴滤泡呈结节状隆起。舌淡红，苔厚白腻，脉沉细涩。

证属寒客少阴，上逆结咽蕴热。治以温下清上法。

处方：干姜10g，附片12g，桔梗30g，黄芩30g，甘草15g，枳壳15g。

服药1剂后疼痛大减，吞咽自如，又服1剂，诸症全失。

按：少阴之脉循喉咙，挟舌本。患者少阴受寒，上逆于咽，蕴热化热故见咽痛、吞咽苦难。今下寒未除，则上蕴之热难消，故单用清热解毒之剂无效。李孔定法仲景用四逆汤温下祛寒以治病之本；更以黄芩泻火解毒以治病之标；配桔梗宣肺利咽、枳壳行气散结，共成温下清上之剂，故收速效。

（3）急喉喑（急性咽喉炎）案

代某，女，43岁。因咽痛、声音嘶哑4天于1991年10月5日初诊。

4天前因受凉后出现咽喉不适、发声不利，伴见恶寒发热身痛，随即出现咽喉部疼痛，发音嘶哑，在本厂职工医院治疗不见好转。诊见左侧颌下淋巴结肿大压痛，咽喉部肿胀、充血。舌边尖红，苔薄白中黄少津，脉浮数。

证属风热侵咽，毒气滞留。治以疏风清热、利咽散结。

处方：桔梗30g，甘草15g，蝉蜕12g，木蝴蝶8g，柴胡15g，葛根30g，黄芩30g，枳壳15g。

患者服上方1剂后，咽干微痛，左颌下淋巴结明显缩小，能发声但音低而粗，舌红苔薄黄少津，脉浮数。原方去柴胡，加玄参30g，又服2剂而愈。

按：咽喉为声音之门户，风热邪毒壅滞于咽则脉络痹阻，导致声音嘶哑，热毒留结则咽部充血，导致局部肿痛。李孔定以《伤寒论》桔梗汤加黄芩泻火解毒，配木蝴蝶、蝉蜕散结利咽，配柴胡、葛根、枳壳疏风开痹。药中病机，故收效甚捷。

11. 肝毒致热

肝硬化出现发热之症，西医一般认为是并发感染所致；而对于非感染性发热，《实用内科学》仅有“约1/3活动性肝硬化的病人常有不规则的低热”之叙述。中医书籍亦仅载肝肾阴虚型的临床表现有“低热”或“潮热”之症，均未见“定时寒热如疟”的记载。

李孔定共诊治本病例11例，其中女性3例，男性8例；年龄最小42岁，最大75岁，发热病程最短2个月，最长一年半。其发热特点：6例为夜热早凉，午后7～9时发热，至次日晨6～8时大汗出而热退，一日一发；3例夜间（时间不定）开始发热，持续20小时左右，一周一发；2例一月一发，持续2～3天。每例发热前均先作寒战，半小时左右寒战止，继而发热，常为39℃以上。发热过程中，有3例伴腹泻水样便，1例发热时便结，热退则腹泻。原发病：1例为血吸虫病性肝硬化，2 例为胆汁性肝硬化，7 例为病毒性肝炎后所致肝硬化，1 例为酒精性肝硬化。11 例患者均为西医医院住院病人，伴有不同程度的腹水、小便量少、不欲饮食等肝硬化临床表现，化验检查血象不高，亦未查出疟原虫及其他感染性炎变病灶，抗感染、退热等治疗无效。延李孔定诊治，效果颇佳，兹将李孔定治疗该病经验总结如下。

（1）师古参今，创“肝毒致热”之说

本病寒热如疟之症中西医未见报道，临床医生常误为感冒或炎症所致。李孔定受先贤论述启发，提出了“肝毒致热”之说。

《素问·疟论》关于“疟”证的论述有：“疟气随经络沉以内薄，故卫气应乃作。”“疟气者，必更盛更虚。当气之所在也，病在阳则热而脉躁，在阴则寒而脉静，极则阴阳俱衰，卫气相离，故病得休，卫气集，则病复也。”指出疟之休作，不论其间隔多少时日，总不外邪气与卫气是否相互斗争。

李孔定认为，肝硬化属“积聚”“鼓胀”范畴，其出现定时寒热如疟，亦是正邪相争之反应。积聚日久，肝之疏泄失常，以致“肝毒”内生，深伏阴分，与正气相搏而寒热如疟。每次发作，乃是人体正气抗拒毒邪，排除毒邪的反应，而积聚尚在，肝毒仍可源源内生，积于体内，蓄势待作。因患者原发病不同，病程各异，正气强弱各殊，故有发热时间、间隔时间之异。由于邪伏阴分，故常于阴盛之夜间发作。

（2）以“清、滋、导”为治

基本方：青蒿、沙参、麦冬、牡蛎、山楂、麦芽各 50g，知母、连翘各 30g，神曲 15g，金银花 12g，甘草 10g。三煎之药液分 8 次温服，日服 4 次。忌油腻煎炸之品，饮食宜少食多餐，吐血或吐血初愈者忌食纤维较多的食物。

加减：腹水较多者，去甘草加玉米须 50g，大枣 30g，大腹皮 15g；大便溏泻者，加山药 30g，乌梅 15g；大便燥结者，去牡蛎，加郁李仁、枳壳各 15g。

本证定时寒热，多在夜间发作，与《温病条辨·下焦篇》“夜热早凉”所患均为致病毒邪深伏阴分，定时形于体表，然一为急性热病，一为慢性虚损，此其异也，故治不宜刻舟求剑。李孔定治取鞠通“青蒿鳖甲汤”之意，结合“肝毒”致热之机，以“清、滋、导”三字为法：清，清其毒邪所致之热，银、翘是也；滋，滋其既耗之阴，扶正而祛毒邪，沙参、麦冬、知母是也；导，以芳香透络之品，导毒邪外出，青蒿是也，并以牡蛎代鳖甲，既能养阴清热，又能软坚散结，一物而三用之。山楂活血消积，伍麦芽、神曲理气和胃消食。药证相符，随证加减，1～2剂即应手取效。热退后，李孔定强调扶正与祛邪并施，处方：沙参、茯苓、山药、薏苡仁、山楂、丹参、鳖甲、黄柏、大腹皮、金银花、郁金等，视虚、瘀、水停程度加减，可防肝毒复聚作热。

（3）典型病例

案1 闫某，女，75岁。

20年前曾患甲型肝炎，愈后未做复查。1997年9月29日因感冒自服“感冒通”“速效感冒胶囊”各2粒，4小时后即出现呕吐大量鲜血，继而便下鲜血，急送医院住院治疗，诊为“肝硬化失代偿期并发上消化道大出血”。经止血、输血、保肝等治疗，出血渐止，因贫血继续给以营养、支持等疗法。10月21日，无明显诱因，突然出现恶寒，继而高热39.7℃，查血象正常，静滴清开灵、氨苄青霉素2天后热退。以后每7天发作一次，寒热如前，经各种抗生素治疗仍定时而作，发热期间不用药物亦2天后退热。1997年12月21日延李孔定会诊，已是第10次高热，形枯少神、面赤无泽，体温39.4℃。自诉身热心烦，整夜不寐，腹胀，大便干结，口渴时时引饮，不欲食，小便量少色黄，舌质鲜红，苔光剥无津，脉弦细数。

证属肝毒致热，阴津枯涸。治以清热救阴、解毒透邪。

处方：沙参、天冬、牡丹皮、枳壳、连翘各30g，麦冬、鲜青蒿、知母、地骨皮、山楂各50g，金银花12g，甘草10g。

1剂，3煎之药液分8次温服，1日服4～5次。患者服药2次后即安静入寐，热势渐退。1剂尽而热已除。2天后复诊，患者精神好转，小便增多，腹胀减轻，仍口渴，热退后泻水样稀便，舌深红，有少许薄白苔、无津，脉仍弦数。热退脉躁，恐有“燎原之势”，仍守前法，前方去知母、枳壳，牡丹皮减为15g，青蒿减为30g，加大枣、神曲、芡实、山药各30g。

12月26日三诊：腹胀大减，欲食，小便正常，大便转溏，日1～2次，仍渴思饮，舌暗红，根部薄白苔，前部仍光剥，舌面津少。重病初效，不宜改弦易辙，嘱继进上方1剂。

12月29日未再发热，舌暗苔薄少津，脉弦缓，微渴，便溏，余无不适。脉静体安，邪势已遏，重在养阴益气健脾、活血软坚散结，少佐解毒透邪之品。

处方：沙参、麦冬、牡蛎、鸡血藤、山楂各 50g，北五味子、穿山甲、金银花、甘草各 12g，山药、丹参、神曲、橘核各 30g，青蒿 15g。

调理月余，诸恙悉除出院，随访半年，发热未作。

案 2 李某，男，44 岁。1995 年 11 月 6 日初诊。

诉 20 年前发现患“血吸虫性肝硬化”，5 年前因脾功能亢进已做脾切除术。一直服用保肝药物，无明显不适。近半年来反复发热伴腹泻、腹痛，每 10 天发作 1 次，每次持续 2 天。每发时即先恶寒，半小时后即高热达 39.5℃左右，腹痛，腹泻水样便，日十余次。初自服黄连素、氟哌酸，不能控制病情发作。遂每发即住院输注抗生素，但仍定时而作。今求治于李孔定。现面色萎黄、精神委顿、不欲饮食，体重已下降近 20 公斤。因每 2 个月输 1 次“人血白蛋白”，故腹不胀，小便尚利，大便微溏。舌暗红，苔白少津，脉弦。查体：肝在肋下 3cm 处可触及，质硬，有压痛。腹部叩诊，有少许移动性浊音，查肝功 A/G 倒置。余阴性。李孔定诊为气滞血瘀，肝病及脾，肝毒致热。治以养阴清热解毒、活血化瘀法，透邪外出。

处方：沙参 30g，麦冬 30g，青蒿 50g，山药 30g，乌梅 30g，牡蛎 30g，神曲 30g，山楂 30g，麦芽 50g，丹参 50g，金银花 15g，栀子 12g，柴胡 30g，黄芩 30g，甘草 10g。

2 日 1 剂，另用：苍术 3g，白芷 3g，川芎 3g，肉桂 2g，研细粉，于发热前 2 天用纱布包药粉 2g 塞左鼻孔。

1995 年 11 月 13 日二诊：诉服药期间，仍定时发作前症 1 次，但发热时间缩短，1 天即退，腹泻稀便 4 次。现精神仍差，脉仍弦，苔转白腻，乃脾虚生湿，前方去麦冬、山药，加苍术 30g 继服。1 周后再诊，诉 2 日前有恶寒现象，即外用塞鼻药，恶塞渐止，未作发热、腹泻，精神亦好转，纳食增进，嘱继进前方，巩固疗效。

1995 年 12 月 1 日来诊：诉精神食欲均可，发热未再作，二便正常，面色较前红润，舌暗微红，苔白，脉弦缓。肝毒已解，今以活血化瘀消积、健脾益气为治，拟丸药缓图。

处方：西洋参 30g，白术 100g，茯苓 100g，山药 100g，黄芪 150g，丹参

100g，女贞子 100g，野菊花 100g，半枝莲 100g，鳖甲 100g，穿山甲 50g，山楂 100g，枳壳 100g。

共为散，蜜丸，每服 10g，1 日 3 次，开水送服。

二、经方发挥

1. 四逆散的临床新用

四逆散出自《伤寒论》，有疏肝理脾、解郁通阳之功。原方为“少阴病，四逆，其人或咳，或悸，或小便不利，或腹中痛，或泄利下重”等症而设。然李孔定用于治疗以下诸病证，常获满意疗效。

（1）疝气

唐某，男，5 岁。1991 年 8 月 23 日初诊。

2 年前出现阴囊右侧胀大，仰卧或休息则消失。近半月阴囊右侧突起一物，不能自还，重坠胀痛。西医诊为“腹股沟斜疝”，建议手术。其父恐术后护理困难，求治于师。诊见：阴囊右侧有 4cm×3cm 大突起物，质柔软，边缘不清，微压痛，舌脉正常。予四逆散加味。

处方：柴胡 6g，白芍 15g，枳实 12g，甘草 6g，黄芪 12g，五味子 6g，荔枝核 12g，萱草根 15g，铁线草 15g，黄芩 10g。

水煎服，2 日 1 剂。服药 3 剂，阴囊突起物消失。继服原方 11 剂，以巩固疗效。随访，未复发.

按：李孔定认为，本病由中气下陷，小肠等腹腔脏器组织下坠腹股沟，留而不散，使局部气血运行受阻而成。病机上主要表现为气陷与气滞两方面，故治应升陷降气。方中柴胡、甘草、黄芪、萱草根益气升提，以治气陷；枳实、黄芩、荔枝核苦辛通降，以治气滞；枳实有收缩内脏之功，故重用其量而兼两用；白芍、五味子酸收敛气，以固既升之脏。该方治疝气，屡用皆效，故命名为“完疝汤”。

（2）石淋

刘某，女，49 岁。1991 年 12 月 16 日初诊。

因腰部剧痛，牵引左侧少腹 3 天，服西药治疗无效，求师诊治。症见：腰痛牵引左侧少腹，时轻时剧，神疲，面色暗滞，小便赤，舌质紫暗，舌苔白厚腻，脉弦缓。尿常规：红细胞 20 ~ 30 个 /HP。诊为石淋。

证属湿热夹瘀，阻滞肾、肝、膀胱之经，兼正气不足。治以疏肝行滞、清热利湿化瘀，佐以扶正。予四逆散加味。

处方：柴胡 15g，赤芍 50g，枳实 15g，甘草 10g，茵陈 50g，党参 30g，黄连 12g，小茴香 12g，丹参 30g，神曲 30g。

水煎服，2 日 1 剂。服药 3 次，当晚 11 时许出现腰部剧痛难忍，牵引少腹及大腿内侧，小腹重坠，欲解小便，随即排出小便约 500mL，腰痛停止。检查尿液，发现 0.9cm×0.7cm 和 0.6cm×0.5cm 结石 2 粒。2 剂药尽，身轻体爽，尿常规亦正常。继服五味异功散 2 剂，以扶其正。随访，无恙。

按：该患者突发剧烈腰痛，牵引少腹，伴小便大量红细胞。李孔定诊为结石，辨为湿热夹瘀，阻滞肾、肝、膀胱经脉，兼正气不足。用四逆散加小茴香以疏肝理气，缓解尿管痉挛；茵陈、黄连清热利尿排石。两组药物配伍，一则疏肝解痉，以治疼痛之标；一则利尿排石，以治致痛之本。丹参活血，以化瘀滞；党参益气，恐其剧痛难支，大气不转，石亦难下；神曲和中导滞。方中重用赤芍，以舒痉挛之尿管，使结石能顺利下行；重用茵陈，以排蓄积之尿液，使结石如轻舟推进。诸药配伍精当，故取良效。

（3）呃逆

毛某，男，50 岁。1991 年 10 月 14 日初诊。

患呃逆反复发作 5 年。近 5 日呃逆频作，服安定片、维生素 B_1 片治疗罔效。兼见胸脘胀满、大便干燥、口苦。舌质暗红，舌苔薄黄，脉弦缓。

证属肝气郁结夹胃肠积热，上逆动膈。治以疏肝降逆、通腑泄热。予四逆散加味。

处方：柴胡 15g，白芍 50g，枳实 30g，甘草 10g，大黄（后下）10g。

水煎服，2 日 1 剂。服药 1 剂，大便行，呃逆止。续服 1 剂，诸症悉除。又服四逆散合五味异功散 2 剂，以巩固疗效。

按：该患者因肝气郁结，兼夹胃肠积热，上逆动膈所致。方用四逆散以疏肝降逆解痉；大黄通腑泄热。共奏疏肝降逆通腑之功。李孔定云："《素问·至真要大论》所曰'上者下之'，此用大黄之意也。"故常用该方加大黄治疗气机上逆之呃逆、嗳气，每获良效。

（4）便秘

王某，女，24岁。1991年9月12日初诊。

患便秘10年，服清热泻火、养阴润肠之药，效果不佳，故常用番泻叶泡水服以解便秘之苦，服之则便通，停则便秘如故。兼见腹胀、腹中热，舌质淡红，舌苔白少津，脉弦缓。

证属气郁化热伤津，肠道传导迟缓。治以理气行滞、养阴清热润肠。予四逆散加味。

处方：柴胡15g，赤芍30g，枳实30g，甘草10g，百合30g，知母30g，石菖蒲6g，神曲30g，肉苁蓉30g，白术30g。

水煎服，2日1剂。服药1剂，大便通畅。续服2剂，诸症消失。又服四逆散加白术、肉苁蓉5剂，以巩固疗效。随访，大便通调如常人。

按：李孔定认为，便秘属气机郁滞，传导迟缓所致者居多，常用四逆散加肉苁蓉、白术治之。方中，以四逆散重用枳实以理气行滞，增强肠管传导；肉苁蓉补肾润肠，以肾司二便也；白术健脾通便。该患者有津亏之征，故配百合、知母养阴生津；配用石菖蒲醒脾以开后窍；神曲健胃。药证相符，故效而彰。

2. 为什么说小柴胡汤是和解剂的代表（兼述其临床应用）

（1）什么是和解剂

疾病出现的证候，不外表、里、寒、热、虚、实。表证宜汗，里证或补或攻；寒证宜温，热证宜清；虚证宜补，实证宜泻。这些都是共知的一般法则。但是病证的出现，有表里齐病的，有寒热错杂的，有虚实并见的。除急则治标外，一般治则是表里齐病，法当双解；寒热错杂，清温并施；虚实兼见，补泻并用。凡此双解、并施、并用之方，都属和解之剂。和者，用两个以上的矛盾治法去解决疾病的多重矛盾现象，遣药力避偏颇、峻烈之谓也。

（2）小柴胡汤是和解剂的代表

小柴胡汤适用于表里同病、寒热错杂、虚实并见、阴阳不相顺接之证。方中柴胡、黄芩、生姜、半夏是祛邪的，属于抑强之药；人参、甘草、大枣是扶正的，属于扶弱之味；姜半祛寒，柴芩清热；柴姜去表邪，芩半去内邪；柴参草枣升清阳，黄芩姜半降浊阴。药仅7味，各尽其妙。如此，则表里之邪得解，寒热之邪可祛，虚实之证可除，阴阳之逆可调。半夏泻心汤适用于寒热虚实之里证而不似小柴胡汤兼解表；蒿芩清胆汤适用于表里湿热之实证而不似小柴胡汤兼补虚；桂枝汤适用于表里虚实寒证而不似小柴胡汤兼清热。故小柴胡汤是诸和解剂的代表。少阳病是表里寒热虚实阴阳同时兼见的证候，故小柴胡汤是少阳病的主方。

少阳病是集表里寒热虚实阴阳于一人之身的病证，而每个证候的出现，常因人因时而有程度之差，所以小柴胡汤的因证加减达 7 项之多，与桂枝汤的加减并列《伤寒论》113 方之首。主用小柴胡汤的条文共 19 条之多，应用的范围涉及太阳、阳明、少阳、厥阴四经和瘥后发热，与桂枝汤的主用条文亦并居《伤寒论》诸方之首。

（3）临床应用

小柴胡汤的临床应用，除《伤寒论》所列各条外，《金匮要略》把它用来治疗呕而发热和产后郁冒；《伤寒论六书》用小柴胡汤加生地黄、升麻治疗春温时行。可见小柴胡汤对伤寒、温病、内科杂病都有其适应之证，历代医家在此启示下，开辟了广阔的治疗天地，使一些难治之病服之霍然而愈。

①肺系疾患：陈修园用本方治疗支饮咳嗽，意使“上焦得通，津液得下，胃气因和”，生痰之源因此而绝，故他在《医学实在易》中写道：“胸中支饮咳源头，方外奇方勿漫求。更有小柴加减法，通调津液治悠悠。”日本矢数道明博士在《汉方辨证治疗学》中说小柴胡汤“为感冒及流感合并支气管炎与肺炎时常用之要方”。古今中外医家的临床见解颇为接近。李孔定受此启示，用小柴胡汤加枳壳、黄精、百部治疗久咳不愈，虚实并见之证，每获良效。

②定时发作的病证：岳美中治一季姓 1 岁女孩，每天上午午时、晚上子时左右即出现闭目哆口、四肢软瘫，过一时许即醒如常人之症。岳氏认为子时是一阳初生，午时是一阴初生的时候，此病发于阴阳交替之时，应是阴阳失调之证，小柴胡汤与服，两剂霍然而愈（见《岳美中医话·续谈辨证论治》)。《古今医案按》载：“一已婚妇女胸胁小腹作痛，谵语如狂，寅、卯、辰三时稍轻；午后及夜痛剧咬人，昼夜不眠，饮食不进。究其故，原有痰火与头痛牙痛之疾，只因经行三日后头痛寒热，晨有少量鼻血，又常自悲自哭，小便直下不固，喉哽吞药不下，脉左弦数，右关洪滑，此热入血室也。以小柴胡汤加桃仁、牡丹皮而谵语减，次日以安蛔汤与服，痛止食进。”李孔定受上述启示，对定时于夜半发生哮喘的病人，投小柴胡汤加蝉蜕、紫草常有显效。

③胸膜炎:《新医学》1977年第2期载熊东明、白世泽文：患者，男，36岁。形寒发热3天，咳嗽气促，左肋牵痛，胸闷欲吐。检查：体温40℃，X线胸透证实左下背侧渗出性胸膜炎，以小柴胡汤加葶苈子6g，服药2剂，热退净，咳逆、胸肋痛大减。

④胰腺炎：本病的病位在少阳之经，李孔定据经论治，以小柴胡汤去大枣、半夏加枳壳、板蓝根、天花粉，一般服3～5剂即愈。

⑤预防肝硬化恶性变:《中国卫生信息报》载日本山本教授用中药小柴胡汤治疗肝硬化患者，对其预防恶变的效果进行研究和观察，患者服用小柴胡浸膏剂1.5g/d，用药半年后，治疗组中癌变率仅1.7%（2/117例），而对照组高达6.9%（8/116例），有显著差异，显示了良好的预防效果（见该报1988年1月6日版）。

（4）结语

中医治病，主要在于补虚泻实、畅达气机，以调动病人自身的抗病能力，战胜邪气；或调整人体阴阳的过与不及，达到以平为期，所以和解之剂在临床上适用范围很宽，应用颇多，受到历代医家的重视。文中所举治例，仅一斑之豹而已。

3. 论栀子豉汤的功效

栀子豉汤见于仲景先生的《伤寒论》，主治伤寒“发汗吐下后，虚烦不得眠，若剧者，必反复颠倒，心中懊侬”，以及伤寒汗、吐、下后出现烦热而“胸中窒”“心中结痛”“心下濡”等症。若认证无误，用之确有良效。

历来注家对栀子豉汤的解释大致不越两种：一种认为是涌吐剂，一种认为是清热宣透剂。这两种解释的分歧点在于对“豆豉”（或称香豉、淡豆豉）的功效认识上，前者认为淡豆豉是催吐药，如柯韵伯说:“豆形象肾，制而为豉，轻浮上行，能使心腹之邪上出于口，一吐而胸腹得舒”；后者认为淡豆豉是升散药，如湖北中医学院主编的《伤寒论》说:“豆豉升散，宣散胸中郁结。”两种解释虽然不同，但他们都认为是“祛邪以解烦”，只不过祛邪的方法有差异而已。这种“祛邪以解烦”之说，有一点很难说通，就是既言“虚烦”，何以要用催吐剂或宣散剂来重虚其虚？于是有“正气暴虚，非久病之正气真虚”“阳明之虚与太阳之虚不同”等说法，但这些说法近似高谈“白马非马”，大有捉襟见肘之嫌。如云“暴虚非虚”，则桂枝新加汤即不应加人参了；如云“阳明虚与太阳之虚不同”，则白虎加人参汤又当作何解释?

李孔定认为栀子豉汤既不能催吐，又不能宣泄。它的功效与黄连阿胶汤相同，即都能清热养阴、交通心肾。所不同者，仅栀子豉汤的养阴之力较黄连阿胶汤小而已。要弄清这个问题，必先弄清淡豆豉的功效。历代医家多认为豆豉是发散风热或涌吐膈热的药物，已如上述。虽《别录》称其能治“虚劳喘吸”,《药性论》称其“熬末能止盗汗，除烦”,《罗氏会约医镜》称其“治骨蒸”，但未引起医界的重视。而前两种说法已相沿成习，特别是“发散风热”之说牢固地占据着统治地位。

李孔定认为淡豆豉甘凉，功能滋肾宁心、开胃消食。虽其滋阴之力不及地黄、麦冬，但无麦、地呆滞碍胃之副作用。用于内热尚盛，阴未大虚者，与栀子配合应用，颇为合拍；外热尚盛，微见阴虚者，与葱白、银翘等配合应用，亦甚相宜。其根据是：

①根据现代报道：淡豆豉含多量脂肪、蛋白质及酶等。似此，则本品不仅能滋养，且能助消化，故《备急千金要方》谓：“栀子豉汤能治少年房多短气。”便是针对能治阴虚内热之证而言的。

②仲景《伤寒论》用栀子豉汤凡数见，但皆于汗、吐、下及瘥后劳复出现的虚实并见之证时用之。如淡豆豉果为发散风热之药，则不应用于兼有里虚之证；果为催吐之药，尤不应用于兼有里虚之证，何况《伤寒论》第78条明言具有栀子豉汤证而又兼呕者加生姜和胃止呕，其非催吐之剂甚明。

葱豉汤之用葱白、淡豆豉，原为养阴解表之意，如九味羌活汤之用生地黄、桂枝汤之用白芍，皆无帮助主药发汗之功，反具制约主药发散太过之力。用相反相成配方者，在古今方剂中比比皆是，不独葱豉汤为然。民间常用单味姜葱发汗解表、而无用单味淡豆豉发汗解表之剂，似可说明淡豆豉无发汗之功。

③制淡豆豉者，虽有麻黄、紫苏叶煎汤浸泡大豆后，再于蒸熟、发酵一法，但经此一蒸一酵，其着于大豆表面的发散物质，已经消失殆尽，不再具发表之力了。

④危亦林《世医得效方》载用本品一撮（量在30g以上）煎汤服可治血尿，如系发散、涌吐之药，岂能用如此大量？又岂能不汗、不吐而奏止血之效？其所以能止血者，当是增水能敌火之故。

⑤李孔定曾以栀子豉汤加味治疗脏躁、失眠等慢性虚弱病之属于虚热型者，每获良效。此类病证岂为暴虚？用药岂宜催吐、宣散？

⑥李孔定曾治一人于1960年夏天到蓬溪县城买中药，因腹饥，无力将所买中药运回距城约15km的医院，就在药材公司买了500g淡豆豉，再到茶馆买了开水将淡豆豉全部吃下，结果，愉快地完成了任务，催吐、发汗之药能如此否？

4. 对茯苓四逆汤证病机的认识

《伤寒论》69条述茯苓四逆汤证治云："发汗，若下之，病仍不解，烦躁者，茯苓四逆汤主之。"茯苓四逆汤的组成为："茯苓四两，人参一两，附子一枚（生用，去皮，破八片），甘草二两（炙），干姜一两半。上五味，以水五升，煮取三升，去滓，温服七合，日二服。"

本条虽仅标出"烦躁"一症，但以方测证当有脉微欲绝、四肢厥冷，或心悸气喘，或下利肿满等症。再就其病史言，条文明言"烦躁"系由发汗或攻下而致，可知本病始于外感。外感一经发汗或攻下即现阳虚欲脱之证，可知为治疗有误或患者素禀阳虚，故用茯苓四逆汤治疗。

历代医家对本条的主证——"烦躁"的病机，认识颇不一致，归纳起来约有以下两种。

其一，认为"阴阳俱虚"，邪独不解，故生"烦躁"。并谓用四逆汤以补阳，用参苓以益阴。自金·成无己倡此说后，同意者甚众。如柯琴的《伤寒来苏集》、陈修园的《长沙方歌括》、南京中医学院主编的《伤寒论译释》、湖北中医学院主编的《新编伤寒论》等皆持此说。

其二，认为"表里两虚，阴盛格阳""当以四逆汤壮阳胜阴，更加茯苓以抑阴，佐人参以扶正气"。如《医宗金鉴》、王朴庄《伤寒论注》等皆持此说。

上面的解释令人难以满意之处有三：

一是对"发汗，若下之"的解释，多认为是先汗后下，致使"阴阳两虚"。如成无己《注解伤寒论》解释为"发汗外虚阳气，下之内虚阴气"。其实本条及《伤寒论》许多条文的"若"字均作"或"解。日本人山田氏认为成无己的解释有错，他说："……此则或汗或下犯其一者也，观若字可见矣。成无己以汗下两犯解之，非也。"

二是"阴盛格阳"固然可以出现"烦躁"，但治疗就应取通脉四逆汤，以回阳救逆，而不应当用温阳利水之茯苓四逆汤。

三是“阴阳两虚”虽然亦可出现“烦躁”，则治疗只宜四逆汤加人参、白芍以扶阳益阴，无取茯苓之利水渗湿。

因此，李孔定认为本条主证的病机应为“肾阳虚衰，水饮凌心”。其理由是：①本方用四逆加人参以回阳救脱，再加茯苓以利水宁心。阳回水利，则烦躁自安、厥逆自解。故徐灵胎在《伤寒约编》里，曾对本条的主证有这样的解释：“少阴伤寒，阳虚夹水气不化，故内扰而烦，欲脱而躁，厥冷脉细，危斯剧矣。”②方以“茯苓四逆”命名，且以茯苓冠首而量重者，自有深意也。《伤寒论》中用茯苓者有15方。其中以茯苓冠首且以之为主命名者4方（即茯苓桂枝白术甘草汤、茯苓甘草汤、茯苓桂枝甘草大枣汤、茯苓四逆汤）；以茯苓为助而名方者有6方；根据证情加减而用茯苓者5方。仲景用茯苓皆作利水之用，无一方用作滋阴者。因此，为了解释“阴阳两虚”而把茯苓释为“益阴”，洵有“削足适履”之嫌耳。

5. 竹叶汤证古今谈

阴、阳、表、里、寒、热、虚、实八证，是辨识各种证候的纲领，故有“八纲”之称。这八个证候在具体的病人身上至少有两种是同时出现的，而八证都同时出现在一人身上的情况则是较为少见的。《金匮要略·妇人产后病脉证治》的“产后中风，发热，面正赤，喘而头痛，竹叶汤主之”条所述之症，则是阴、阳、表、里、寒、热、虚、实八证都患到一个人身上了，病情较为复杂。

本条的症状虽然未提及有汗无汗，但肯定是有汗的。因产后营卫俱虚，一般都容易出汗，这在本篇第一条便有说明，如“新产血虚，多汗出，喜中风，故令病痉”和“所以产妇喜汗出者，亡阴血虚，阳气独盛……”另一方面，条文明言“产后中风”，中风岂能无汗？无汗的表证，是不能称为“中风”的。这在前条和《伤寒论》中已有论述，故仲景在本条的症状叙述中，把“自汗”一词省略了。

本条的病机是血虚导致气虚，气虚导致卫阳不固，卫阳不固导致中风，中风则汗出益多，汗出多则阴虚，阴虚则阳无所附而浮越于上，阳浮于上与风寒相合则为喘为热，为下焦阳虚。这一连锁病机，合为阴阳气血俱虚，外感风寒之证。但治疗切忌面面俱到，其主治目标只应针对在表的风寒和在里的阳虚，故制方以表散风寒、温阳益气为主法。因为此时关系到安危的症状是“出汗”，而阳虚和中风又都是导致出汗的根源。本病阴阳气血俱虚的原因，固然由于产后血虚演变而来，但出汗则使诸虚加重，如汗久出不止，则诸虚与时俱进，终致变证蜂起，不可收拾。治疗应使汗不续出为唯一要着。欲使汗不续出，必须消除致汗的两个因素——阳虚于下，风寒袭表。竹叶汤用桂枝汤加减以祛在表之风寒，用人参附子以温阳益气。表解阳复，则汗自止，汗止则阴阳气血皆无重伤之患，病可调理而愈。

仲景对于复杂的病证，善于抓住主症进行集中治疗，他症则可因势孤而易消失。这种治法是《黄帝内经》“必伏其所主，而先其所因”在临床上的具体应用，值得我们取法！

由于患病的对象是新产之妇，对其“亡阴血虚”的一面是不可忽视的。纯用辛温，则有灼筋致痉的可能，故佐淡竹叶一味，一以监制辛温之太过，一以兼治阴虚而致之烦热。因其身兼二任，其性能又与方中其余诸药毫无共同之处，故以之名方。

李孔定在临证时，曾屡遇此症，尤以暑月为多。而暑月罹此证者，乍诊颇似白虎汤证，大烦大渴，大热大汗，靡不赅备。但察其舌脉则与白虎汤证迥异，即舌质淡胖或红而不鲜，苔白津多，与白虎汤证的舌红苔燥有别，脉虽浮大而数，但重按即散，与白虎证的洪大滑数相异。方后言“温覆使汗出”，旨在使在表之风寒随汗而解，这种“使汗出”的目的是为了使之不出汗，义与桂枝汤同。但这仅是针对汗少的患者说的，如汗大出者，当宗陈修园“去葛根加天花粉”之说予以加减，更不必“温覆使汗出”了。李孔定常按此治疗，收效均甚良好。

6. 甘草粉蜜汤中的“粉”

甘草粉蜜汤出自《金匮要略·趺蹶手指臂肿转筋阴狐疝蛔虫病脉证治》。其文云：“蛔虫之为病，令人吐涎，心痛发作有时，毒药不止，甘草粉蜜汤主之。”其方由甘草二两，粉一两，蜜四两组成。上三味以水三升，先煮甘草，取二升，去滓，内粉、蜜，搅令和，煎如薄粥，服一升，瘥即止。

方中的“粉”，有认为是铅粉的，有认为是米粉的。持铅粉论者谓该方甘补、毒杀并用，其立方用意是欲对蛔虫诱而杀之；把条文中“毒药不止”的“毒药”解释为辛热苦寒类祛邪之药，并引《周礼·天官》“医师……掌医之政令，聚毒药以共医事”为证。个人认为该方于蛔虫未大骚动时用铅粉与草、蜜同煎意在诱而杀之固无不可，近贤曹颖甫先生曾有验证（见《经方实验录》）。但本条方中所用之粉，应是米粉无疑。这是因为：

①《神农本草经》称铅粉为粉锡，列入玉石下品。《神农本草经》与《金匮要略》的问世时间前后相距不远，仲景方中所用其他药名均与《神农本草经》同，何能将粉锡一药另立“粉”名？

②周秦之际，多把祛邪的药称为毒药，但在仲景当时措辞比较严谨，书中称一般辛燥苦寒之药为毒药者未见。况条文明言“蛔虫之为病”，蛔虫非具有毒性的杀虫药不能驱除，故尤在泾认为“所服毒药系雷丸、锡粉之类”，当是事实。其用毒药剿之不克，当然要改弦易辙用甘平之药抚之了。本方既为安蛔而设，当然于蛔安之后勿服，故曰“瘥即止”。在可杀可驱之际，仍须再用毒药驱杀。我曾治 3 例蛔虫病患者，均系自服苦楝皮煎液而腹痛增剧、呕吐不止、肢厥心烦，即投甘草粉蜜汤（粉用米粉）安之，经日遂安，即止服药，米粥自养。后嘱转西医治疗，服西药驱虫药后各下虫十余条而愈。

7. 古方今病，适证则能（一）——临床应用仲景方的体会

金代医家张元素有“运气不齐，古今异轨，古方今病，不相能也”之说，这对于解放思想，批评泥古不化，推动医学发展，无疑都是有其积极意义的。但无论古方、今方都必须根据具体病人的病因、病机、病位、病势、体质、年龄和所处的地理环境以及当时的季节气候等来决定其宜用与禁忌，如概以方之古今来划定与病是否相能，未免失之偏颇。如果方与病情相合，古方仍有奇功；方与病情相违，今方也无效果。所以，就方的本身来说，是没有上下之分的。方与病合为上，反之为下。吴鞠通先生对此理解颇深，他著的《温病条辨》一书，根据初步统计共载 206 方，其中，采用了《伤寒论》和《金匮要略》的全方 32 方，加减方 14 方，共 46 方。其中《伤寒论》中少阴咽痛共四条五方，吴氏移用了三条四方。而对治疗温病邪已入营的清营汤反有“舌白滑者，不可与也”之戒，下焦篇第 17 条则有“壮火尚盛者，不得用定风复脉；邪少虚多者，不得用黄连阿胶汤；阴虚欲痉者，不得用青蒿鳖甲汤”之论，并明确提出“此诸方之禁也”，无怪乎朱彬评论吴氏：“见其治疾，一以仲景为依归，而变化因心，不拘常格，往往神明于法之外，而究不离于法之中，非有得于仲景之深者不能。”朱氏之言，诚非过誉！同理，在仲景当时，以其所采集的方或自制的方去治疗当时的疾病，就是

“今方治今病”了，但就其明确在一定的情况下禁用的方就有桂枝汤、大青龙汤、栀子豉汤等十多个方剂。这些，对于我们学习古今医籍都是很有启发的。

李孔定在临证时曾采用《伤寒杂病论》方治疗过一些较为疑难的病证，取得良好效果，现陈数例如下，以就正于同道：

（1）芍药甘草汤的应用

本方见于《伤寒论》29 条（条文编号系根据上海中医学院伤寒温病教研组校注的明代赵开美复刻的宋本《伤寒论》而来，下同）。原文系用它来治疗里虚误汗的变证之一“脚挛急”的，近代以之治疮痈、痒疹、肝胆疾患和多种胃肠病效果良好，各地医刊均有报道。李孔定则本《素问·气厥论》“脾移热于肝，则为惊衄”和《素问·至真要大论》“热者寒之”之理，用本方加大黄治疗他药无效之鼻衄，每获奇效。成人用量一般为白芍 30g，甘草 6g，大黄 12g，水煎五六沸，俟药冷，服半茶碗，因衄而体虚甚者，加南沙参（泡参）60g，大黄减为 9g，但不可畏虚而去大黄，因衄不止则虚益甚，吴鞠通谓“无粮之师，贵在速战”是很有深义的。

（2）加味芍药甘草附子汤治愈急症——1 例顽固性呃逆的治疗经过

患者陈某，49 岁，干部。某年 6 月，患外感风寒，头痛身痛食欲不振，医以辛温解表药治之，外症悉解。转见呃逆频作，医以丁香柿蒂汤合针灸治之，症不少减。急转西医治疗，初服镇静药，能控制 1 小时左右呃逆不作，继则虽加大剂量亦只能维持半小时许，甚则仅十几分钟、几分钟。呃逆日夜不休，汤水难入，得食则吐，辅以输液维持代谢。如此三昼夜，患者不胜其苦，神倦恶寒，又兼惶惧，体力难支，虽时值盛夏，卧必厚被，起必棉衣。邀余往治，诊见面色憔悴、少气懒言、脉细数无力、苔白厚、舌淡、少神。诊为呃逆。辨证为阴津不足，阳气大虚，胃气上逆。补虚则气逆愈甚，降逆则正气难支，治疗颇感棘手。因思《伤寒论》68 条有“发汗病不解，反恶寒者，虚故也，芍药甘草附子汤主之”之文与患者发病及治疗经过相同，现症“恶寒”亦具；所不同者，唯呃逆不休。而呃逆不休又是患者当前最紧急、最关键之症，必须顿挫其势，方能化险为夷。于是拟芍药甘草附子汤加味治之。书方：白芍 60g，制附片（先煎半小时）15g，甘草 15g，枳实 15g，生大黄（后下）12g，水煎 2 次，和匀。嘱先饮 100mL，隔 5 分钟再饮如前量。如此 1 小时许，呃逆连声减少，间隔时间延长，嘱药量逐增，服药时间逐延。3小时后，患者腹中微痛，解出稀便。嘱徐进稀粥半碗，幸已不吐。6小时后，呃逆次数更减。原方减大黄量为6g再进，此后又微泻2次。12小时后，呃逆须经1～2小时始可闻二三声，能顺利进粥。家人求高效心切，见患者已能经受车旅之劳，即送往成都华西医大附院治疗。车行至金堂地界，已历3时之久，呃逆一次未作。患者反思，中药既见速效，何必劳师远征，耗资耗力。坚持立即回车。随行者无奈，返县仍邀余治。历时3日，服药3剂，呃逆不作，夜眠安枕，能饱餐清淡之食，精神转佳，脉象和缓，舌象正常。即与八珍汤加陈皮、麦芽类药调治十余日而愈。

按：中医认为，病种虽多，其发病机制概括起来不外阴阳（邪正）之偏盛偏衰。病机如是，治法岂违？因而治疗之法，虽徐之才有十剂之分，程宗龄有八法之别，但如概括言之，亦不外补虚、泻实两法而已。《素问·阴阳应象大论》有言："因其重而减之，因其衰而彰之。"便是治法之纲。然而疾病的出现，往往非纯虚纯实之证，治疗亦因之而难与纯补纯泻之方。中药治病用单味药者绝少，常是用两味以上药物组成方剂应用。方之所以为"剂"，因"剂"有调和之义。这就为中医治疗虚实夹杂之证开辟了良好的空间和广阔的天地。也建造了一种治疗特色，确立了一种治疗优势。制方有君、臣、佐、使之规律。臣药与君药的性味功效是相同或相近的，佐使药与君药的性味功效是不同或相反的，但它们融汇一方后，就成为治疗某个病人当时病证的结合体，其关系协调，其目标一致。这种现象就是由不同的个体变成了群体之"和"，也就是孔夫子所说的"和而不同"。本例所处之方其药寒热补泻各异，而其治疗对象同为阴津不足，阳气大虚，胃气上逆，邪势猖狂的虚实并见之病人。卒收补不碍邪、泻不伤正而使急重之病能收良效者，乃由先圣制方之准则及"和而不同"应事之理念教之使然也。此后，李孔定曾遇数例服中西药效果不显之呃逆患者，以其不兼阳虚之证，乃以上方去附片治之，均获良效。其中白芍之量，个别病例根据病情用至100g之多。背城借一，速效可图。

（3）四逆汤的应用

本方初见于《伤寒论》29条，其后尚有十条条文提到主用或宜用四逆汤，用之以治阳虚欲脱、阴寒弥漫而出现的四肢厥冷、下利、脉微诸症。1954年盛夏，有邓姓农民，年可四十，平素身体健康，忽患喉痹，邀余往诊。症见恶寒发热、口涎长流不绝、无汗，口不能张大，无法察其咽喉，自言患部疼痛，饮食时更甚，有梗阻感，即投荆防败毒散嘱煎服 1 剂，服后汗出，余症不减，改投麻黄附子细辛汤，汗出较多，喉痹加重，汤水不入，唯可慢咽稀麦糊数口，审其脉沉细数，局部疼痛不甚，即书处方：制附片（盐水炒）20g，干姜 6g，甘草 12g，桔梗 6g，浓煎，取药 2 汤匙，麦糊 4 汤匙，和匀，慢咽至不能咽下为止，稍停又咽，半日后即能缓缓饮药，能咽麦糊半碗，次日，饮食无阻，进调理之剂善后。

过去，李孔定虽然知道少阴之脉“循喉咙，挟舌本”这一经络循行道路，也注意到了咽喉疾病多责之肺肾，但在治疗急性喉痹时，常常采用寒则荆防败毒、麻辛附子等方加减，热则银翘马勃、普济消毒等方加减。邓某之病用过去曾屡用有效之方，无效反剧，忆《伤寒论》第 317 条有通脉四逆汤加桔梗治咽痛之文，陈修园《医学实在易》有“喉痹生蛾导赤散，四逆从治继针贬”之句，欲以通脉四逆汤加桔梗治之，但以通脉四逆汤之干姜重于甘草，时逢盛夏，患者又见汗多，恐非所宜，乃以甘草重于干姜之四逆汤加桔梗投之。况证非“阴盛格阳于外”，脉又不至“微欲绝”之程度，自应师其法而不泥其方，故用之即获显效。以后用于相同、相近的病，效果亦佳。进而领悟到读书贵在变通，并深信中医的方剂是经得起重复的。

（4）茯苓桂枝白术甘草汤的临床活用

茯苓桂枝白术甘草汤（以下除经文原文外，均简称苓桂术甘汤）见于《伤寒论》第 67 条。其原文是：“伤寒若吐下后，心下逆满，气上冲胸，起则头眩，脉沉紧，发汗则动经，身为振摇者，茯苓桂枝白术甘草汤主之。”现将李孔定对本条条文的理解和临床活用分述如下，以就正于同道。

用方心法：要用好经方，必先读懂经文。如欲读懂本条经文，必须注意以下问题：①洞悉古文笔法。古文在叙述某一事物时常有夹注法（插笔，或称倒叙）。此种笔法在包括《黄帝内经》在内的先秦古籍中屡见不鲜，《伤寒论》中即有五条经文见此笔法。本条经文“发汗则动经，身为振摇者”句，便属其中之一。用此句的目的仅是示警，非既成之事实和见症。意在告诫医者不要一误再误，否则会使病情加重，即“动经，身为振摇者”。其余示警或解说某一问题之插笔见于《伤寒论》27 条、41 条、46 条、56 条。②现症是辨证的主要依据。条文中的“伤寒若吐下后”句，须活看。这个治疗经过可能是仲景先生的临床实录，也可能是仲景先生的据理推测，临证时只要见症是“心下逆满，气上冲胸，起则头眩，脉沉紧，苔白润舌淡”，辨证属于脾阳虚，水饮留中（或上泛）者，既不管病种是否是“伤寒”，也不管曾否用药吐下，都可用苓桂术甘汤治疗。③运用经方可以据症加减，但加减之药宜少不宜多，否则喧宾夺主，失去原方主旨。④方中药物剂量可根据患者年龄、体质、兼证、诊治季节、地理环境等进行增减。⑤《伤寒论》条文详于脉症，略于舌象，临证时应以舌象验方，以方药测舌，方不致误。

案1 任某，男，18岁，农民。因家事不遂，跳河自杀。经邻人发觉救起，时已昏迷不醒，腹大如鼓。邻人将其俯身、横卧牛背，倾出腹水。灌以姜汤，随即苏醒。但腹大如故，叩之空响。进水、食稍多则吐，经服中西药无效，延余往治，诊见脉数无力，苔白润、舌淡。诊为气臌。

证属水湿耗伤中气，运化失常，气滞湿遏。治以健脾利湿。方用苓桂术甘汤加味。

处方：茯苓50g，白术50g，桂枝15g，甘草10，车前子50g。

水煎2次，共约500mL，先少少与之服，隔1小时复如法。1日夜尽剂，因腹胀稍减，进水、食之量亦增。再剂煎成，嘱在1日内分5次服完，连进4剂，腹即平复如故，继以香砂六君子汤调理善后。

案2 张某，40岁，农民。平素嗜酒，1987年夏，觉腹中胀满不适，日渐增剧，本年9月至某县医院求治，诊为“肝硬化腹水”。收院治疗半月，服利尿药则腹水稍减，但仍食欲不振，小便短涩，全身乏力。转治于余，诊见面色晦暗、脉沉涩、苔白滑、舌暗淡。诊为水臌。

证属脾虚不运，水气中阻，血行不畅。治以健脾利水、行气活血。方用苓桂术甘汤加减。

处方：茯苓30g，白术30g，桂枝12g，大枣30g，大腹皮15g，车前子30g。

水煎2次，分为4份，1日服完。连服15剂，小便通利，腹水全消，食量大增，继以参苓白术散加山楂、丹参、玉米须、茵陈为散，调治3个月而愈。

按：中医治病，历来有“同病异治，异病同治”之法。究其异同之实质，应是病虽同而病机异者，则应以异法治之；病虽异而病机同者，则应以同法治之。同是一首苓桂术甘汤，《伤寒论》用治本条伤寒而见脾虚水泛之证，《金匮要略》用治“心下有痰饮，胸胁支满，目眩”及“短气，有微饮”之证。可见运用某方治疗疾病，其病症可不完全相同，亦可完全不相同，但其病机必须是相同或相近的才可用同一首方治疗。李孔定所举的两案，病症不同而治法则同，义即师此。近世用苓桂术甘汤治冠心病、飞蚊症等（见裴永清《伤寒论五十论》），日本汉医用苓桂术甘汤治目疾、耳聋、痿病、惊悸等（见陆渊雷《伤寒论今释》），义亦师此。《素问·阴阳应象大论）云："谨守病机，各司其属。"就是说求"属"是诊治之本，不可须臾离之。何谓"属"？是指所诊治的病属于何病位、何病因、何病性。执此以立法、处方，虽不能尽愈诸病，但可以见病知源，应付裕如了。

②凡水饮较盛，病势较急的，仲景在逐饮、利水方中均用大枣不用甘草，如十枣汤、葶苈大枣泻肺汤便是。李孔定认为，甘草补中益气，守而不走，能缓和逐饮、利水药之效。大枣补中益气之功与甘草相似，而《神农本草经》称其能"通九窍"。张锡纯解释说："谓能通九窍者，因其津液润滑，微有辛味，故兼通窍也。"(《医学衷中参西录·大枣解》)，李孔定在治疗张某的水臌时，师先圣近贤之意，卒收较好疗效。

（5）小建中汤的应用

本方见于《伤寒论》100条和102条，用治"伤寒阳脉涩，阴脉弦"的"腹中急痛"和伤寒"胸中悸而烦";《金匮要略》用之以治"虚劳里急，悸，衄，腹中痛，梦失精，四肢酸痛，手足烦热，咽干口燥"诸症。我们读了这些条文，已知仲景早为我们树立了异病同治的典范，启发我们在"谨守病机"的基础上去扩大古方的应用范围。历代用此方以治脾胃病和虚损病的病案较多，如王旭高、曹颖甫诸师都有这方面的病案传世。1962年，有22岁女生曹某来诊，主诉入春后面部潮热，食欲减退，腹时隐痛，形体渐瘦，月经错乱、量少，大便干燥，舌红、苔白，脉细弦数。服养阴清热、活血和胃诸药，初服见效，久服无效，辗转数月，病情加重，一日突发腹中剧痛，食入即吐，急送某医院治疗，外科误诊为"阑尾炎"，立即剖腹，拟做摘除手术，检视却为"结核性腹膜炎伴肠粘连"，遂缝合伤口，进行抗痨治疗。经时月余，每餐能食稀粥50g，仍见潮热、消瘦、心悸多梦、腹时隐痛、大便干燥、月经停闭，转就余诊，舌质紫暗，苔白润，脉弦细数。见症与《金匮要略》所述基本一致，诊为虚劳里急。

证属气阴两虚，肝郁脾虚，气滞血瘀。拟小建中汤加减。

处方：桂枝10g，白芍20g，黄精30g，生首乌30g，黄芩12g，黄连6g，山楂 20g，甘草 6g，蜂蜜 120g，夏枯草 30g。

蜂蜜分 6 次冲服，余药水煎。每服大半茶碗，1 日夜 4 次，每 2 日 1 剂。1 剂而大便通调，食量稍增，5 剂而潮热、腹痛消失，续服至 1 剂，眠食均转正常，即转以四君子汤加制首乌、山药、黄连、陈皮、白及、女贞子研为细末，蜂蜜为丸，调治 5 个月，形体丰腴，月经来潮，现身体健康。

（6）桂枝加龙骨牡蛎汤的应用

本方为《金匮要略·血痹虚劳病脉证并治》用治“男子失精，女子梦交”的主方，后世用之多验。余于 1968 年秋治一半岁小儿搐搦症，其病日发十余次，每发仅十余秒即止。曾服中西药月余，效果不显，病家言此儿汗多，睡后容易惊醒。余诊为心神虚怯，神浮汗脱。心为身之大主，“主明则下安”。今神虚无主，则抽搐频作。汗为心液，神虚失制则汗常自出。因拟桂枝加龙骨牡蛎汤以宣通心阳、安镇心神，又恐甘涩碍胃，故加麦芽佐生姜以和胃气，胃和而卧安，亦可助龙牡以安神。

以上仅是李孔定临床经历之一部分，在广大中医临证的广阔沧海里，仅为无足轻重之一粟。但我们因此而体会到：①仲景谨守病机。深谙药性，制方谨严，对于方药的剂型、煎法、服法以及将息调理等，都有精当的要求，如能按法用方，效果是非常显著的。②《伤寒杂病论》中的方剂，在病机相同的基础上，可以治疗很多病证，条文所列的病证，仅是一部分内容。在异病同治方面，仲景已为我们树立了楷模。如吴茱萸汤既可用于阳明病的“食谷欲吐”，又可用于少阴病的“吐利，手足逆冷，烦躁欲死”，还可用于厥阴病的“干呕，吐涎沫，头痛”。其他不少方剂都有类似用法。③应用经方最好忠实地照用原方，对其药物、用量及煎服法等均不宜轻易改动，但亦应根据具体情况予以加减化裁，不宜胶柱鼓瑟，以病试方。④经方不是万能的，对一些不适宜用经方的病证，应果断地采用汉后各家方剂或据病情另组新方，不可食古不化，贻误治机。⑤创制新方，应师仲景谨严制方的法度。

8. 古方今病，适证则能（二）

在众多的医学流派中，尊经方者，强调经方能愈百病；宗时方者，则谓时方不能愈今时之病。如金·张元素有“运气不齐，古今异轨，古方今病，不相能也”之议。李孔定认为：“以古今来划定病是否相能，未免失之偏颇。如果方与病情相合，古方仍有奇功；方与病情相违，今方也无效果。”他倡导“古方今病，适证则能”。其应用经方的经验，归纳有三：一是谨守病机，深谙方理药性；二是对方药的剂型、煎服方法、将息调理等如法施用；三是加减化裁有据，用量轻重得体。李孔定对经方应用得心应手，独具匠心，滋简介如下：

（1）脾不统血，善用甘草干姜汤

出血证，系内科常见急症。李孔定认为，出血原因复杂，非独火热为然。如见病程较长，血色暗淡，伴四肢不温、面色萎黄、舌淡红、脉沉细者，常属脾虚不能摄血，即孙思邈所说“阳虚者阴必走”。其治当补脾摄血。因脾主统血、气能摄血，倘脾阳不足，则脾气亦虚，失去统摄之权，血从上溢而为吐衄，血从下行而为便血。李孔定强调，此类出血，其病标为出血，病本为虚寒。治当标本兼顾，补阳以护阴，寒凉之剂不可轻投。若不从病机着手，一味使用阴柔苦寒止血之品，则有碍脾气运化，更损统血摄血之力。唯有温中健脾止血之品同施，收效始捷。治疗多选用《金匮要略》甘草干姜汤配仙鹤草温阳益气健脾，以复脾气统血、摄血之权。一般加白茅根凉血止血，反佐一味黄芩既缓炮姜燥热之性，以趋利避害，又寓清肝止血，防木旺贼土；配枳壳一味对上逆之血有苦降之功。李孔定应用本方治愈多例出血证，收效甚佳。

如治谭姓患者，近 4 年来反复咳嗽、吐痰、咯血。1992 年 5 月病情加重，时而痰中带血，时而咯血盈碗。曾先后在两家大医院诊为“支气管扩张症”。住院治疗 3 个月不见好转。诊见血色暗淡、舌淡红、苔薄白、脉沉细缓。诊为脾不统血，方用甘草干姜汤加味。

处方：炮姜 30g，甘草 15g，仙鹤草 50g，白茅根 50g，黄芩 30g，枳壳 15g。

连服 2 剂血止，仍咳嗽吐痰。原方加泡参 50g，制南星 12g，浙贝母 30g，连服 5 剂痊愈。

（2）肾寒咳嗽，麻辛附子汤合拍

《灵枢·经脉》云：“肾足少阴之脉……从肾上贯肝膈，入肺中循喉咙，挟舌本。其支者，从肺出，络心注胸中。”肾寒犯肺，或暴哑，或咽痛，或咳嗽，多卒然而起。李孔定认为，此为元阳下亏，水冷金寒。因肺与肾属子母之脏，呼吸相应，金水相生，若阳亏于下，寒邪乘虚而入，循经入肺，故发咳嗽，其咳虽在肺而根在肾。其症舌淡苔白，身必恶寒而脉沉弱，痰常清稀而味咸。李孔定常用麻黄附子细辛汤助火祛寒，使阴寒冰消，以治致病之本；反佐黄芩以清肺降逆；配桔梗开肺升散。验之临床每收著效。

如治赵性患者，因咳嗽吐痰1个月于1992年12月3日初诊。1个月前因气温下降受凉，初期恶寒发热，随即咽痒、咳嗽，咳声不爽，吐清稀痰涎。注射青霉素、口服化痰止咳西药半月不见好转。来诊时咳嗽加剧，吐少量稀痰味咸，背及下肢发凉，舌淡红，舌苔边薄白，中微黄滑，脉沉细涩。为寒客少阴，循经入肺，肺气不宣而咳。治以助阳宣肺、化痰止咳，方用麻黄附子细辛汤加味。

处方：麻黄10g，附片15g，细辛6g，制南星15g，黄芩30g，桔梗20g，甘草15g，鱼腥草30g。

患者服上方2剂，收效不显。病重药轻，难以为继，二诊时附片、制南星均加至30g，服后病愈。唯倦怠、易出汗，后服补脾益肾之品善后。

（3）胃肠痉挛，四逆散药合病机

胃肠痉挛，多由肝郁气滞，疏泄失职，横逆犯胃侮脾，致脾胃升降失常而引起脘腹绞痛。如病程长，则“久病入络”，瘀结易于阻滞脉络，故其疼痛剧烈而有定处。李孔定常用四逆散调畅气机，缓解挛痛，一般加鸡血藤、红花、丹参、牛膝活血化瘀，屡获奇效。

如治高某，女，48岁。1953年秋开始出现心窝部剧痛，痛时辗转反侧，欲吐欲泻，痛苦难言。一般1年一发，近6年来发作时间逐渐缩短，多则半年一发，少则3～4月一发，发则1个月左右方愈。此次发病已半年。曾去某中心医院住院治疗1周不见好转。自诉心窝部呈收缩样剧痛，痛时干呕欲泻，不思饮食，大便秘结。诊见：神疲形瘦，面色不华，舌紫暗，苔黄润，脉弦细。

证属肝郁气滞，热郁血瘀。治以疏肝和胃、清热活血。方用四逆散加味。

处方：柴胡、枳实、甘草各15g，党参、白芍各50g，丹参100g，红花10g，鸡血藤、神曲、黄芩各30g。

患者服上方2剂痛止，饮食增加，原方去红花、鸡血藤、怀牛膝，丹参减至30g。又服3剂，诸症消失，随访至今未复发。

9. 三石汤证治探讨

三石汤出自叶天士《临证指南医案·暑》杨案。案中所述主症为面赤足冷、咯痰带血、耳失聪、舌红赤、不甚渴饮。议从“三焦分清治”，方由飞滑石、石膏、寒水石、杏仁、炒竹茹、通草、金汁、金银花露组成，未定方名。吴鞠通《温病条辨·中焦篇》41条将叶氏之方定名为“三石汤”，并述其证治为：“暑温蔓延三焦，舌滑微黄，邪在气分者，三石汤主之。”

高等医学院校第五版教材《温病学》根据叶、吴之说，将三石汤列为治疗“暑湿弥漫三焦”的主方，并详其症为“身热，面赤耳聋，胸脘痞闷，下利稀水，小便短赤，咳痰带血，不甚渴饮，舌红赤，苔黄滑”，可谓上中下三焦之症具备，符合“暑湿弥漫三焦”的判断。但其中“下利稀水”一症与三石汤的适应证不符，值得提出商讨。

①“下利稀水”是不宜用金汁或寒水石的。如叶天士《外感温热论》即有“……若加烦躁，大便不通，金汁也可加入，老年或平素有寒者，以人中黄代之”之论；《清代名医医案精华》选金子久温病医案70则，其中用金汁的六案，均有大便不通。说明金汁兼具清热解毒和泻下作用，非热结旁流之“下利稀水”是断然不能用的。寒水石咸寒软坚，下利稀水之症也是不可轻投的。如《临证指南医案·暑》蔡案，症见“小腹硬满，大便不下，全是湿郁气结”。议投“甘露饮法”，即由猪苓、茯苓、寒水石、皂荚子、晚蚕沙组方为治，吴鞠通定名为“宣清导浊汤”。大便不通为什么要用寒水石呢？吴鞠通在《温病条辨·下焦篇》第55条下解释得很清楚，他说：“寒水石色白性寒，由肺直达肛门……肺与大肠相表里之义也。”大便不下与下利稀水是病机截然相反的症状，绝无同用一味药之理。

②或以为叶氏《临证指南医案·暑》杨案中原有“下利稀水”一症，今教材按案转述，当是言之有据，无可非议。李孔定认为，叶案行文，全系夹叙夹议体式，其述服辛热燥烈，以致“下利稀水，即协热下利”等语，纯系假言推理之词，非患者已具之症也。

③吴鞠通在三石汤下的按语说：“……然虽云三焦，以手太阴一经为要领。盖肺主一身之气，气化则暑湿俱化，且肺脏受生于阳明……故肺经之药多兼走阳明，阳明之药多兼走肺也。再肺经通调水道，下达膀胱，肺痹开则膀胱亦开。是虽以肺为要领，而胃与膀胱皆在其中，则三焦具备矣。是邪在气分而主以三石汤之奥义一也。”文中的“肺痹开则膀胱亦开”等语，说明“小便不利”，而非“下利稀水”。

暑湿弥漫三焦，可有许多见症，叶氏所述，仅为杨姓患者当时所见症状，不能以此概余。吴鞠通深知此义，故《温病条辨·中焦篇》41条仅从病机、病程、舌象概以其纲，无论出现何等复杂的症状，都可用这一纲去进行鉴定，似略而实详。吴氏真不愧为“嗜学不厌，研理务精”，善读古人书的卓然大家。

10. 血府逐瘀汤新用

（1）肝破裂术后血肿发热

邓某，女，22岁，工人。1992年1月5日初诊。

患者于2个月前从井架上坠下致肝脏破裂，随即行肝脏修补术。住院27天后，切口Ⅰ期愈合出院。出院后，患者出现右肋胀痛、低热（每日体温在37.5～38℃之间），服中西药治疗月余，罔效。经某医院CT检查，见肝右叶有3.4cm×2.7cm血肿一块，求治于师。刻诊：右侧胸胁部胀痛，低热，面色萎黄，神疲乏力，舌质暗淡，舌苔白，脉沉细涩。辨为术后血瘀，兼气血不足，予血府逐瘀汤加味治之。

处方：柴胡15g，当归15g，川芎15g，赤芍30g，生地黄30g，桃仁15g，红花12g，枳壳15g，桔梗12g，牛膝12g，丹参30g，党参30g，甘草6g。

3剂，水煎服，2日1剂。服药3剂，胸胁胀痛明显减轻。继服14剂后，热退、痛止。CT复查，肝脏未见异常。继以五味异功散加丹参5剂以扶正。随访，未见不适。

按：该患者因外伤致肝脏破裂，术后血虽止而瘀未去，郁遏化热，故见低热；瘀阻肝脉，故见胸胁疼痛；伤后失血过多，气血亏虚，故见神疲乏力、面色萎黄、舌质暗淡。师云：“此瘀血内停也，瘀不去则热不退；瘀热不消则诸症难除。治应活血化瘀。”方用血府逐瘀汤加丹参活血化瘀；佐以党参益气扶正。诸药合用，共奏活血化瘀扶正之功。药证相符，收效亦彰。

（2）失眠

左某，女，36岁，个体商人。1991年12月12日初诊。

患失眠3年，近2个月彻夜不寐，服中西药治疗，疗效不佳。诊见：情志抑郁，心烦，彻夜不寐，头晕，身倦乏力，目眶暗黑；月经50余天一行，量少，点滴而止，颜色紫暗；舌质暗淡，舌苔薄白，脉沉细涩。辨为气滞血瘀，予血府逐瘀汤加味。

处方：柴胡 15g，当归 15g，川芎 15g，赤芍 15g，生地黄 15g，桃仁 12g，红花 12g，苏木 12g，牛膝 15g，枳壳 15g，甘草 6g。

水煎服，2 日 1 剂。服药 2 剂，夜间能睡 4 小时许，诸症明显减轻。药中病机，原方加丹参 30g，续服 2 剂，睡眠正常。继用逍遥散加丹参，调理两个月经周期（月经来潮前 3～4 天服药，至月经干净后停药），现月经正常，睡眠亦佳。

按：失眠一证临床常见，一般认为多由心脾两虚、阴虚火旺、痰火扰心等原因所致。然李孔定认为，血瘀亦致失眠。凡失眠日久不愈，或服其他药物治疗无效，或见舌质紫暗、脉沉涩或弦者，李孔定均与血府逐瘀汤，屡用皆效。该患者失眠日久不愈，又见月经后期，量少色暗，舌质暗，脉沉细涩，血瘀之证显，故服之而愈。

（3）慢性睾丸炎

任某，男，35 岁，教师。1991 年 12 月 14 日初诊。

患右侧睾丸肿胀疼痛 1 年 4 个月，经某医科大学附属医院检查，诊为“慢性睾丸炎”。曾服龙胆泻肝汤数十剂，以及 SMZCo、氟哌酸、青霉素等抗生素治疗，罔效，求治于师。查见：右侧睾丸肿大约 7cm×3cm，表面光滑、压痛，局部微热。兼见右睾重坠胀痛，舌质暗红，舌苔黄腻，脉缓。辨为瘀热夹湿，予血府逐瘀汤加减。

处方：柴胡 15g，当归 15g，川芎 15g，生地黄 15g，牛膝 15g，红花 15g，桃仁 15g，赤芍 30g，黄柏 15g，橘核 15g，苍术 30g，夏枯草 30g，蒲公英 30g，甘草 6g。

水煎服，2 日 1 剂。服药 8 剂，右睾胀痛消失，睾体明显缩小，舌苔转薄。原方去苍术加党参 30g。续服 17 剂，诸症消除，右睾形貌复常。

按：肝经抵少腹，绕阴器。该患者右睾肿胀疼痛，局部微热，舌质暗红，舌苔黄腻，属肝经湿热夹瘀之证。李孔定云：“无瘀不红肿。”故前医用龙胆泻肝汤治疗，虽说对症，但该方有活血化瘀不足之嫌，故服之效果欠佳。方用血府逐瘀汤理气活血化瘀；苍术、黄柏、夏枯草、蒲公英清热解毒除湿。诸药合用，使湿热清、瘀血散，肿胀自消。

（4）肋间神经痛

李某，男，32 岁，工人。

患左侧胸部胀痛2年。经胸部摄片、心电图、超声心动图检查，心肺未见异常。西医诊为“肋间神经痛”。曾服中西药治疗，未能见效。症见左侧胸部胀痛，时痛时止，每因情绪紧张而发或加重，用手搏击胸部则舒，舌质暗红，舌苔薄白，脉弦。辨为气滞血瘀，予血府逐瘀汤加味治疗。

处方：柴胡15g，当归15g，川芎15g，生地黄15g，枳壳15g，桔梗15g，桃仁12g，红花12g，牛膝15g，赤芍30g，丹参30g，甘草6g。

水煎服，2日1剂。1剂止，3剂已。随访无恙。

按：肋间神经痛临床常见。李孔定认为，本病的病位在肝，气滞血瘀为基本病机，治应疏肝理气、活血化瘀。血府逐瘀汤理气与活血兼备，用之最为合拍。故李孔定用于治疗肋间神经痛，屡用皆效。

三、用药心得

1. 谈用药之轻重

病症有轻重之分，用药也应有轻重之异。疾病如来犯之敌，用药如用兵攻守。敌众力强，必以大军应战；敌寡力弱，则割鸡焉用牛刀。所以，一般来说，兵无常数，除大毒药外，药无常量。

仲景先生在这方面为我们树立了典范。如以芍药为例，桂枝加芍药汤、桂枝加大黄汤、小建中汤均用至300g；而麻黄升麻汤仅用6铢。汉制24铢为50g，300g折合144铢，是6铢的24倍。如以甘草为例，炙甘草汤、桂枝加人参汤、小建中汤均用至200g，柴胡桂枝汤、柴胡加芒硝汤均只用了50g，后者仅为前者的1/4。如以药味为例，有少到一味的，如甘草汤、一物瓜蒂散、文蛤散；有多至23味的，如鳖甲煎丸。仲景先生是在故弄玄虚、哗众取宠吗？否！他是明审病情，深通药性，审时度势，恰当用药。用轻用少，无力微之弊；用重用多，无伤正之嫌，可谓“规矩方圆之至也”！

李孔定在临床用甘草组方，一般只用5~10g。一次遇一妊娠5月之妇，突发上脘剧痛，经西医诊为“胆道蛔虫症”。医以常量之“椒梅理中汤”与服，经日无效，转就李孔定诊。李孔定审其病情急剧，处方宜大宜专，方能顿挫其势。为书乌梅60g，花椒3g，甘草30g，意取乌梅以安蛔、甘草以缓急，蛔安急缓，则痛不作，故均重用。一服痛减尽剂痛止，胎孕无犯。

目睹今之少数医者，有不问病情如何，千篇一律地开大方，并以“兵贵神速”自誉者；亦有不问病情如何，千篇一律地施小量，并以“四两拨千斤”自矜者。两种处方形式，都是一种不察病情、不识药性、不负责任的医疗作风。现改成都武侯祠赵藩撰书之联谏之：能攻书则偏颇自消，从古知医非固步；不审势即重轻皆误，当今临证要深思。

2. 急症用药宜重宜专

（1）大方治疗疫毒痢

寇某，女，80岁。1997年5月11日初诊。

频频下痢脓血已3日，约20分钟1次，曾经口服、静滴多种西药，未见好转，腹痛剧烈，里急后重，神志恍惚，烦躁不寐，形神羸悴。舌绛红，苔黄燥，脉弦细数。此乃疫毒之邪，壅遏肠道，上扰清窍，内扰心营，气阴两伤，已成疫毒之痢。急当扶正养阴、解毒导滞、醒神开窍。

处方：南沙参、麦冬、乌梅、金银花、贯众、地锦草、丹参、赤芍各50g，黄柏、山楂各30g，石菖蒲10g，木香、甘草各15g，冰片4g（分8次兑服）。

1剂，连煎3次，取汁，分8次服，1日4次。禁食，仅以浓米汤加少许食盐、葡萄糖频饮。药后神识渐清，安静入寐，痢下次数减少，舌脉同前。病已有转机，原方去冰片、石菖蒲，遵前法服用。2日后复诊，腹仅隐痛，大便夹少量脓血，日5～8次，知饥欲食，口渴喜饮，倦怠无力，舌暗红，苔白厚乏津，脉细缓。邪势已遏，气阴未复，仍宗原法，二诊方中加牡蛎50g，并嘱略进稀粥。以此方出入加减治疗约2周，诸恙悉除，但觉乏力。此高年之人，正虚未复，以四君子汤加味调治而安。

按：痢疾一证，以疫毒痢伤人最速。本例发病急骤，痢下频频无度，病方三日，已窜心营，病势危急，邪势鸱张。《素问·至真要大论》云：“治有缓急，方有大小。”李孔定以大剂参麦扶正养阴，抵御邪毒，以防高年发生变端，伍大队清热解毒、凉血活血之品，少佐冰片、石菖蒲醒神开窍，木香调气以除后重，乌梅养阴解毒，敛其无度之痢。此乃“以大军应强敌”之法，虽已近神昏，由于治疗得宜，而转危为安。邪势渐退，故去开窍之品。加牡蛎一味，用意颇深，为取《温病条辨》一甲复脉之法，益阴涩肠。高年之人，正虚难复，故痢止后须扶助正气、健脾和胃。

（2）益气健中除食㑊

张某，男，63岁。1997年10月13日初诊。

善食而饥近1个月，每日数餐，每餐约1斤米饭，仍倍感饥饿，泻白色稀大便，日四五行。身体消瘦，倦怠嗜睡，坐着即可入寐。查血糖、尿糖均正常。舌质淡胖，苔薄黄，脉弦细。诊为食㑊。

证属胆胃蕴热，中气大亏。治以益气健中、清热止泻。

处方：南沙参、黄芪、牡蛎、禹余粮各50g，黄柏30g，北五味子15g，甘草12g。

2剂，水煎服。药后神情稍振，饥饿感减轻，食量亦随之减少，大便转黄色稀便，舌淡苔薄白，脉弦细。主证已减，而气阴亏虚尚难蹴复，前方去黄柏加芡实、白术，4剂后恢复正常。

按：本例之主证，似属中消，实为食㑊。中医学早有论述。《素问·气厥论》云："大肠移热于胃，善食而瘦，又谓之食㑊。胃移热于胆，亦曰食㑊。"指出食㑊由胆胃之热所致。陈修园《医学实在易》歌曰："食㑊皆因胃热乘，虽能纳谷瘦难胜，慈云若肯垂甘露，营卫氤氲气上腾。"提示治疗用甘露饮养阴清热。本例又兼倦怠思睡、便溏，为胃热耗伤中气，脾不健运，清阳不升所致，即经曰"壮火食气"是也。胆失疏泄，故见便呈白色。李孔定师古不泥，以参芪救其中虚，黄柏清热坚阴，牡蛎、禹余粮、北五味子涩肠止泻。药中肯綮，故应手而效。李孔定谓："此时若不救护中气，一味清其胃热，即犯虚虚之戒也。"

（3）舌纵

李某，男，33岁，文教干部。

患者既往夜眠多梦，时现阳痿、遗精及筋骨疼痛。5天前发热恶寒，未予治疗。2日后出现唇颤，舌即伸出口外，流涎不绝，心中悸烦，脉搏每分钟可达110次之多，约1小时后，舌收脉静。服西药3天，发热恶寒解，余症一日三四作，颇为忧惧。

1974年2月16日邀李孔定往诊，视其舌淡有齿痕，苔薄白少津，脉弦涩而数。诊为心肾阴虚，肝风上扰，拟镇肝息风、养心滋肾之法为治。

处方：沙参、玉竹、女贞子、桑寄生、龙骨、牡蛎、珍珠母各30g，白芍

24g，神曲、甘草各 12g。

水煎服。服 1 剂，诸症悉解，舌上津回，脉象如故。重症初效，毋事更张，仍取原方加减：沙参、磁石、龙骨、珍珠母、女贞子各 30g，白芍、龙眼肉、桑寄生各 24g，神曲 12g，甘草 6g。煎服 3 剂，巩固疗效。

随访至今，舌纵之病未再发作。

按：舌纵之病，首见于《灵枢·寒热病》。其文曰："舌纵涎下，烦悗，取足少阴。"已举其证治之要矣。本例患者素有多梦、遗精诸症，知其心肾素虚；舌为心苗，肾经之脉循喉咙挟舌本，宜其病之表现在舌。舌纵时作，则由肝失所养而风动，风有休作，故舌有纵收。此所以不纯遵"取足少阴"之训，而责心、肝、肾三脏之虚也。

（4）失眠症

王某，男，65 岁。1998 年 4 月 24 日初诊。

患失眠症已 10 余年，长期依赖"安定"入睡。近 1 年来，安定剂量逐渐加大，现每晚必服舒乐安定 10mg、脑白金 5 片，仍难入睡，尚需加服扑尔敏 8mg，始可睡 1 ~ 2 小时。患者多处求治，中药柏子仁、酸枣仁、珍珠母几乎每方必用，平时还长期服用蜂花粉、安神胶囊、六味地黄丸以及自配以三七、种参、虫草、红花为主的中药散剂。诊时精神欠佳，自诉除失眠外一切正常。业师观其衣着较常人略厚，时值阳历 4 月仍着毛袜、毛皮鞋。舌暗淡，舌上满布淡黄色腐腻厚苔，左脉沉细涩，右脉弦缓。患者反复申明苔厚腻乃服六味地黄丸所致，停服后苔即变薄。业师思忖片刻，认为若果属肾阴不足，服六味地黄丸则药证相符，必有疗效，今药后苔反厚腻，且舌暗淡，脉证相参，可知为养阴之失，当属下焦阴盛阳虚，血行不畅，阴盛格阳，阳不入阴故不寐。阴盛而补阴，无疑雪上加霜，焉能奏效？且多药齐进，相互掣肘，虽活血安神之剂迭进，亦奚以为？业师嘱安定暂维持原量，其他药物全部停服。

处方：法半夏 50g，薏苡仁 100g，淫羊藿 15g，盐附片 12g，苏木 30g，川芎 30g，茯苓 50g，夜交藤 50g，合欢皮 50g。

2 剂，水煎服。服后，患者前来告知，喜形于色：夜间睡意明显，已能睡 3 小时左右，精神好转，无口干咽燥之感，舌脉无明显变化。初投即效，知前方对证，然病重药轻，未能直捣黄龙。遂改方为茯苓四逆汤合半夏秫米汤加味。

处方：茯苓 100g，党参 50g，盐附片 30g，远志 12g，干姜 12g，丹参 100g，淫羊藿 15g，法半夏 50g，薏苡仁 100g，夜交藤 50g。

药后睡眠较前踏实，守方服用 1 月余，安定撤减，每晚服舒乐安定 4mg，可睡 5 小时左右，舌苔前薄中后部厚腻。病退药减，前方干姜易为佛手 15g，法半夏易为法半夏曲 30g，附片减为 20g，5 剂，共为散，制为蜜丸，每服 10g，1 日 3 次，缓图以冀疗效巩固。

按： 慢性病、疑难病，常多医杂投。对患者而言，谓病急乱投医，对为医者而言，则增加了治疗难度，或遇患者持既往处方而诊，对其前用何法何方何药尚可了解，以作前车之鉴。此时若用寻常套法，必不济事。然即使方药对证，量轻病久，亦难获效。本例在初诊效略显时，重用茯苓四逆汤加味，而取佳效。

3. 谈谈中药的“十八反”

十八反之名虽为五代后蜀韩保升等在《蜀本草》中首次提出，但无具体内容。北宋王怀隐等编著的《太平圣惠方》列出反药为“乌头反半夏、瓜蒌、贝母、白蔹；甘草反大戟、芫花、甘遂、海藻；藜芦反五参、细辛、芍药”，为后世十八反歌诀的依据。金代张子和的《儒门事亲》卷十四有“本草明言十八反，半蒌贝蔹及攻乌。藻戟遂芫俱战草，诸参辛芍叛藜芦”的歌诀供初学医者诵读。

其后李时珍《本草纲目》更有“三十六反”之说，比王怀隐说的反药增加了一倍。但“三十六反”中除大戟所反者外，其余的较少或根本不作药用，故后代流行者仍以王怀隐之说为多。此说一行，一切配有“反药”的古方，有的人就不敢用了（如《金匮要略》甘遂半夏汤之类）。有谁在处方中配伍了“反药”，药店就拒绝售给，同道也时有非议。这样，却使有些方药不能发挥其应有的作用。

十八反到底是否存在呢？回答是很可能不存在。现提出以下几点看法。

①东汉张仲景的《金匮要略》里的“甘遂半夏汤”即把甘遂和甘草用于同一方中；“赤丸”又把半夏同乌头用于同一方中；明代陈实功著的《外科正宗》里的“海藻玉壶汤”又把海藻和甘草用于同一方中。都犯了“反药”之禁。李孔定亦曾多次使用上述三方，只要病情适合，用量得宜，从未发现异常反应；李孔定在治疗体未大衰的结核性胸膜炎病人时，曾多次用大戟、甘遂、泽漆、连翘、黄芩、沙参、枳实、甘草等为方；治疗颈淋巴结核时，曾多次用泽漆、何首乌、夏枯草、海藻、甘草等为方，常获良好效果，并无不良反应。

②根据《中医文摘》1960 年第 3 期载李安成等的实验说："李孔定为了探讨甘草、大戟、芫花、甘遂、海藻诸药配伍禁忌的反应，以家兔确定无毒性反应后，把若干家免分成两组：一为对照组，分别以芫花、大戟、甘遂、海藻按 6.6g/1.5kg 体重计算；另一组为试验组，按上单位药量分别加入甘草 3.3g/1.5kg 体重饲食或灌胃进行比较观察，证明上五种药，无论单味药或按配伍禁忌配用，对家兔的呼吸、心跳、体温、瞳孔反应及胃肠功能，均无显著影响。"虽然人与家免对某些毒物的反应可能不相同，但如把反药配在一起果能增强毒性，则将四种按配伍禁忌配用的药施于个体，何以没有一个发生显著变化？适应总是有一定的范围和限度的。

③增强毒性，无非是一药与另一药合煎，发生了化学变化或增加了一方的毒素而致。就现今的实际情况说，不少中药所含的主要成分已被人们所知晓。但大戟与海藻之功效、成分不同，何以都反甘草？人参与细辛的功效成分迥异，何以都反藜芦？这些都足以发人深省。

④名老医生罗继光告诉李孔定，在他的家乡，中华人民共和国成立前有一人因久病不愈，痛苦难支，曾在 3 个药店分别把十八味反药买齐，一同煎服，图谋自杀，但尽剂而安然无恙。

那么，是不是古人毫无根据地提出十八反来哗众取宠呢？李孔定看不是。它的产生，可能是古人把偶然视为必然而致。因为十八味药中的大戟、芫花、甘遂、乌头、藜芦五味药均为大毒之品，如施用于虚弱患者，必然会引起不良反应；即使病人身体尚健，因用量过大或服量过多都会造成事故。这些都是有毒之药自身产生的恶果，而不是配伍了另外的药的问题。十八反中并无"无毒药"与"无毒药"配伍而称"反药"的例子，便可以证明。曾记中华人民共和国成立前，距李孔定家不远的一位老中医黄某，与一"单腹胀"病人开了一剂"十枣汤"，方中的大戟、芫花、甘遂并无甘草与之配伍，但终因病人体力不支，服药未尽而死。这里再回到古人来说，可能是古人用过或见到别人用过前五味毒药配伍其所谓不相反的药，治疗过病情适合的患者，而未见异常反应；又曾用过或见到别人用过前五味毒药配伍其所谓相反的药，治疗病情不适合的患者，而发生了事故，因而得出药物"相反"之说来。

数以千计的中草药，在配伍中是否真有反药存在，还有待于今后从科学实验和临床实践中来总结确定。即使有，也不一定在这十八味、三十六味中。鲁迅先生说得好："第一次吃螃蟹的人是很可佩服的，不是勇士谁敢去吃它呢？螃蟹有人吃，蜘蛛也会有人吃过，不过不好吃，所以后人不吃了。像这种人我们应当极端感谢的。"许多成功的经验都是要付出代价的。对此，李孔定愿与同道共勉。

4. 五味子功兼益气滋阴

五味子一药首见于《神农本草经》，记述它有益气、强阴、补诸不足的功效。李孔定指出五味子性温属阳，伍阳药则益气：味酸属阴，伍阴药则滋阴。合其性味，则兼具益气滋阴两方面的功效。

东汉张仲景则用它与干姜、细辛配伍，治疗痰饮、喘咳诸病。仲景所治对象为慢性虚寒性痰喘，在其"病痰饮者，当以温药和之"思想的指导下，主用姜桂麻辛辅五味子之温以温化寒饮。次用五味子伍芍药、甘草酸甘化阴以制辛温药之过散，又用了五味子"强阴"的功效。

唐·孙思邈用五味子配人参、黄芪、麦冬加少许黄柏煎汤，治疗夏日因汗出过多而致的气津两伤之证，金·李东垣据此而制订出生脉散，至今仍为临床常用之方。生脉散中人参益气；麦冬滋阴；五味子以其性之温助人参以益气，以其味之酸助麦冬以养阴。气阴得复，即不假其酸收之力而汗亦可自止。李孔定在前人配方思路的启示下，对下列病证必用五味子组合成方。

①食欲不振：本症主要由于脾胃阴虚或脾胃气虚而致。但与心阳不振，肝气不足（或横强）亦有密切关系。李孔定在治疗脾胃阴虚引起的食欲不振时，常用生脉散加谷芽、白芍、橘核以调和肝胃之气，少佐石菖蒲以开心气；在治疗脾胃气虚引起的食欲不振时，常用四君子汤加五味子、山药、小茴香以温补肝脾之气，加少许远志以宁心气，每获良效。方中五味子用量为12g左右。如果病情较轻，煎服又感不便者，脾胃阴虚的可用五味子12g，麦冬30g泡水频饮；脾胃气虚的可用五味子12g，陈皮3g，黄芪30g泡水频饮，也有效果。

②乳汁自出：现代中医妇科学，多认为本病常为气虚或肝郁而致，前者用补中益汤，后者用丹栀逍遥散加减治疗，证之临床多有效果。若无效，多由气不摄液或肾不司液而致。李孔定在临床上，前者用补中益气汤加五味子30g，后者用金匮肾气丸改丸为汤加五味子30g，收效颇佳。这两方用五味子的目的，主要取其益气之功，气旺自能统摄乳汁，是治其本；次取其酸收之性，收缩乳孔，是治

其标。

③肾阳虚所致之痿：阳痿一病可由多种因素引起，治疗也有多种手段和方药。但如系肾阳虚所致之阳痿，李孔定常用五味子 30g，淫羊藿 15g 煎汤服，每日 1 剂。半月为 1 个疗程，不效，再服 1 ~ 2 个疗程。在服药期间必须戒断房事。这样配伍，有阳而不燥的优点，可奏“阴平阳秘”之效。

④痰饮喘咳：治疗肺肾虚寒之喘咳，李孔定常用五味子与细辛、附片、党参、小茴香、艾叶、甘草配伍；治疗肺肾虚热之喘咳，李孔定常用五味子与天冬、桔梗、知母、枳壳、地骨皮配伍，前者取五味子之性，随温热之药以温阳，后者取五味子之味，随寒凉之药以滋阴。无论虚寒或虚热之喘咳，凡喘甚者，均合葶苈大枣泻肺汤顿挫其势；痰多者，寒加制南星、法半夏，热加胆南星、海浮石，收效更佳。

5. 善用虫药，屡起沉疴

虫类药治病，最早见于《神农本草经》，该书收录虫类药 28 种。东汉张仲景广泛地应用虫类药治疗内科、妇科疾病，创制了以虫类药为主的抵当汤、鳖甲煎丸、大黄䗪虫丸、下瘀血汤等著名方剂。此后代有发展，至明·李时珍《本草纲目》收载的虫类药达 107 种。近贤朱良春对虫类药的运用别开生面，颇多创见。李孔定法古创新，撷取众长，亦善用虫类药治病。兹简述如下。

（1）化瘀破积，水蛭生用功效宏

水蛭一药，《神农本草经疏》谓其“有大毒”，《中华人民共和国药典》《中药大辞典》亦记载其“有毒”。李孔定认为，《神农本草经》记载水蛭“味咸平，主逐恶血、瘀血、月闭，破血瘕积聚、无子，利水道”比较切合临床实际。如《伤寒论》中抵当汤、水蛭用量达 30 枚，大黄䗪虫丸中用至 100 枚。李孔定赞同张锡纯论水蛭“破瘀血而不伤新血”之说，常用水蛭治疗痛经、脑血栓、中风后遗症，每收满意疗效。

李孔定用水蛭，一般晒干碾末冲服，每剂药一般用 10 ~ 30g，分 6 次服。其用药指征：一是可见有形之癥块，有瘀滞之症状；二是脉舌均见瘀滞之象。如治陈某，女，19 岁。14 岁月经初潮即患痛经，病情逐渐加剧。一般经前第 1 日少腹剧痛，拒按，伴两腿内侧胀坠不适，并放射至腰背、肛门，至第 3 日逐渐缓解。经色紫暗有瘀块、量中等。舌暗红、苔薄白，脉弦细。

证属气滞血瘀。治以养血活血、化瘀通滞。

处方：当归15g，川芎15g，赤芍30g，熟地黄30g，水蛭30g（分6次冲服），小茴香12g，香附12g，甘草12g，五灵脂（包煎）15g。

于每次月经前1周开始服药，连服3剂。患者共服用上方3个月经周期后，行经时仅觉小腹轻微胀痛不适，余症均解。

脑血栓、颅内血肿、脑溢血等病，常见半身不遂、言语不利、口眼㖞斜、口角流涎等。李孔定认为多系气虚血瘀，脉络闭阻所致。治疗一般用补阳还五汤重用地龙，加水蛭增化瘀通络之效，疗效甚佳。

如治张某，男，61岁。半月前中风后左半身不遂，口眼歪斜，言语不利，喉间痰鸣，吞咽困难，舌紫暗，苔薄白，脉沉细涩。处方：黄芪100g，赤芍50g，川芎30g，当归30g，红花10g，石菖蒲6g，地龙30g，水蛭30g（碾末分6次冲服）。患者连服上方20剂，诸症如失。

（2）癥瘕积聚，消癥常用地鳖虫

李孔定治疗癥瘕积聚，久而不消者，一般用地鳖虫消癥破坚。《长沙药解》谓地鳖虫"善化瘀血，最补损伤"。李孔定认为，地鳖虫破而不峻，能行能知，虚实之体皆可选用。他重用本品配伍健脾补肾、活血软坚之品治疗肝硬化，效果显著。如治杨某，女，46岁。患肝硬化8年。现消瘦，双下肢肿，右胁隐痛，腹部丰满，青筋显露，叩诊有移动性浊音。伴见倦怠、纳差、便溏，察双下肢中度凹陷性水肿。舌暗红、苔薄白，脉沉细涩。证属肝郁脾虚，血瘀癖积。治以攻补兼施。

处方：党参20g，白术15g，茯苓30g，丹参30g，土鳖虫15g，鳖甲（先煎）30g，泽泻15g，枳壳15g，甘草6g。

患者连服上方30剂，腹水消，下肢不肿，精神纳食正常。本方寓攻于补，攻不伤正，补不恋邪，故癥积之症逐渐消失。

（3）顽痹多瘀，常遣全蝎与蜈蚣

顽痹一证，类似现代医学的类风湿关节炎。多由正虚邪留，闭阻筋脉骨节所致，非峻攻之品则难奏效。李孔定常以全蝎、蜈蚣为主窜筋透骨，使瘀去凝开而获效。如治鲜某，女，28岁，患类风湿关节炎1年，趾指关节变形，痛如锥刺，活动不便。李孔定以化瘀、通络、益气、除湿为法。

处方：蜈蚣（研末冲服）4 条，全蝎（研末冲服）10g，露蜂房 30g，威灵仙 30g，白芥子 30g，土茯苓 30g，小茴香 12g，党参 30g，赤芍 30g，甘草 15g。水煎饭后服。

患者连服上方 15 剂，除趾指关节肿大外，余症均解。

此外，李孔定还善用地龙平喘；用蝉蜕治疗过敏性疾病；用九香虫配白芥子加续断、杜仲、桑寄生、狗脊、熟地黄、骨碎补治疗肾虚兼湿阻滞腰痛；用僵蚕配地骨皮治疗糖尿病均有良效。

四、草药应用

1. 由泽漆汤想到草药

《金匮要略·肺痈肺痿咳嗽上气病脉证治》载有一个名叫泽漆汤的方剂，用治咳嗽脉沉之症。其方清用黄芩、泽漆，温用桂枝、生姜，补用人参、甘草。化痰降气用白前、紫菀、半夏，药仅 9 味，而清、温、补、泻俱备。《金匮要略》于泽漆汤条行文甚简，仅言："脉沉者，泽漆汤主之。"观上条有"咳而脉浮者，厚朴麻黄汤主之"的叙述。显而易见，泽漆汤条是承前省略了"咳而"两字的。言"脉沉"以示无表证存在，以方测证，本条的"咳嗽"当是肺虚痰壅所致，治主调和，故把清温补泻汇于一方之中。

方中的泽漆，《神农本草经》仅用来治疗"皮肤热，大腹水气，四肢面目浮肿"。仲景用它来治疗咳嗽上气，为该药的应用开创了新的途径。可惜，唐宋时期则株守《神农本草经》治"水气"之说，很少有人用它来治疗肺系疾病，元明以来的方书，无论治疗咳嗽或水肿，大都弃而不用了。时至今日，虽然中医院校的《中药学》教材收载了泽漆，但多数的药店无此药出售，医家病家又多见而不识，教材及其他中药书籍对它介绍虽详，仍不过是一纸空文而已。

泽漆为大戟科二年或一年生草本植物，四川各地豆麦田里及田坎路边均盛产，全国大部分地区亦产。四川北部农村，称之为五朵云、断肠草。断面有白色浆汁流出，随即变黑，泽漆之名可能由此而来。皮肤误触其鲜浆，可发生红肿灼痛，如鲜浆误入眼内，还可导致失明。乡人推测其草误服可断肠，于是有"断肠草"之名。除农民养兔采之以做饲料外，一般不敢列为药用，并以毒草目之。

30年来，李孔定常以仲景泽漆汤去桂枝、半夏、人参，加百部、青蒿、黄精，治疗肺痿咳嗽，并常以该方去桂枝、人参，加黄精、百部、葶苈子治疗百日咳，效果都很满意。又自拟“消瘰汤”治疗瘰疬（颈淋巴结核），无论已溃未溃，效果均佳。处方：鲜泽漆40g，土茯苓、黄精、夏枯草各30g，连翘、山楂各15g，枳壳12g，炙甘草3g。瘰疬已溃加黄芪30g，首乌巧15g；水蛊（结核性腹膜炎）初服不用黄芪、何首乌，加玉米须、车前草各30g。均煎服至病愈。

李孔定用泽漆于临床，都是用鲜品煎服，成人用量在30～40g，从未发生过毒性反应。可知本品虽然有毒，但通过煎煮，毒性已微，是可以在一定的剂量内放心应用的。

所谓“草药”，就其字面意思，即草本药物，而又往往药店无售者。这些在野的中药，古籍早有记载。如天名精、景天、蜀羊泉、积雪草、爵床、腐婢等，也和泽漆一样，《神农本草经》里已有记载，而今却很少有人应用它们了，即使有少数人在应用，也认为它们不应称“中药”，而以“草药”名之。《本草纲目》和《本草纲目拾遗》两书，共载药2608种，其疗效卓著，俯拾即得，而却以野草闲花视之者，又何可胜计？时至振兴中医而许多中药又颇为缺乏的今天，急把这些多年被遗忘的“草药”充分利用起来为人类健康造福。

2. 鸡猪煎治疗牙髓炎

“牙痛不是病，痛起来真要命”，这是民间谚语对牙髓炎的描述。说不是病，是指本病一般既没有头痛发热等全身不适，也没有红肿胀热等局部不舒，它的唯一症状是疼。疼的范围是上贯头顶，横连面颊；疼的特点是来势急速，程度剧烈，持续时间长，间歇时间短，夜间更甚。接触热饭热汤立即大发；接触冷饭冷汤可缓解一瞬，随即报以剧痛。汤水难进，眠食俱废，真是痛起来要命啊！衡量治疗本病的效果如何，只有一个标准——痛与不痛。拔牙钻牙收效又快又好，但后遗症多。一般消炎止痛药，多有“王道迂缓”难于救急之嫌。用鸡猪煎治疗本病，常有立竿见影的效果。方用：干鸡屎藤100g，鲜猪肉（肥瘦兼备的）200g。加水1500mL，文火炖1.5小时，不放盐，吃肉喝汤，分2次服完。1日1剂，常可止痛。痛止再如法服2～3剂巩固疗效。本病来势急速，有风的特性；痛势剧烈，有火的炎威。所以一般叫它“风火牙痛”。鸡屎藤祛风泻火止痛，是主药；猪肉甘咸平，润燥生津，以助鸡屎藤泻火，是辅药。二药合用，扶正祛邪，标本兼顾，能收速效，又不费钱，值得一试!

3. 辟草药天地，获费省效宏

李孔定早年曾拜访数名草药医生，能认采、使用草药400种，70年代又受地区卫生局委托，编写了《常用中草药手册》，对本地草药的品种和分布非常熟悉。经常自采草药，免费给患者治疗，对许多慢性病、疑难病的治疗取得惊人疗效，较单纯中药治疗功胜一筹。李孔定认为另辟用药天地，不仅费省效宏，还可扩大医疗范围，提高临床疗效，对草药的运用值得进一步探讨。今将李孔定治疗部分常见病、慢性病的草药选用经验介绍如下：

（1）咽喉疾病

包括急慢性咽喉炎、扁桃体炎。常在辨证论治基础上，选加三匹风30g，鬼针草30g，马鞭草30g等。

三匹风，学名蛇莓，祛风止咳、清热解毒。鬼针草，疏表清热、解毒散瘀。马鞭草，清热解毒、活血通经。

现代药理研究，三药均有消炎抗菌、抗病毒的作用。临床使用广泛，单味使用30～50g亦有良效。

典型病例

林某，男，23岁。1997年12月14日就诊。

诉咽喉肿痛半月，服青霉素、利君沙等均无效。伴干咳、口苦。查：咽喉部充血，双侧扁桃体Ⅱ度肿大。舌红，苔黄腻，脉弦滑。

处方：三匹风30g，马鞭草30g，土茯苓50g，赤芍30g，桔梗15g，甘草10g。

服1剂咽痛即减，连服5剂咽痛痊愈。

（2）肺热咳嗽

常用草药有：肺经草止咳化瘀通络；天名精清肺热；干油菜清热解毒；夜关门治久咳；青蛙草祛风镇咳、宣肺解毒；刺黄芩清热解毒、泻火；鱼腥草清热解毒、消痈。

无论是细菌感染，或病毒感染所致气管炎、支气管炎、肺炎、肺脓肿等，均可随证选用。

典型病例

王某，男，39岁。1998年8月17日就诊。

诉咳嗽咯痰、胸痛、气紧2个月，曾住院治疗1个月，经胸片、痰培养等检查提示：霉菌性肺炎。用西药治疗无效，并出现胃脘不适、恶心等副作用。舌红，苔厚白，脉细数。诊为痰热蕴肺，治以清热化痰。

处方：浙贝母15g，桔梗15g，枳壳15g，香附30g，旋覆花15g，鱼腥草50g，干油菜30g，天名精30g，鬼针草30g，草豆蔻10g，甘草10g。

服药2剂，胸痛明显减轻，痰量减少，咯吐爽利。二诊草豆蔻改薏苡仁，继服3剂，咳嗽轻微，已无痰，胸部无不适感，舌淡红，苔薄腻，脉弦细，前方去香附、旋覆花、浙贝母加南沙参30g，神曲30g，黄精30g，白术15g，继服2剂而愈。

（3）哮喘

常在辨证施治基础上加入丝瓜藤（鲜品）、棉花根、石韦，三药均有显著的抗过敏、止咳平喘作用。

（4）肝炎

急性黄疸性肝炎常加马鞭草、干油菜、排风藤，清热解毒、活血化瘀、利湿。

乙型肝炎常加大蓟、螃蜞菊、牛筋草，清热解毒利湿。现代药理研究，该类药物有抗病毒作用。

（5）结核病

包括肺结核、淋巴结结核、肠结核、结核性脑膜炎、骨结核等病。

常用草药有：泽漆、葎草、土茯苓、夏枯草、鱼腥草等。李孔定在治疗各型结核病时，除选用上述草药外，还结合病证运用扶正祛邪之法，选用党参、黄精、制首乌、白术、黄芪等，并自拟“消瘰汤”“结核散”等验方，临床治疗数十例结核病，均获痊愈。

（6）肠道疾病

包括急慢性肠炎、溃疡性结肠炎、慢性非特异性结肠炎、痢疾等。

常用草药有：地锦、六合草、水蓼、马齿苋、马兰等。

（7）妇女带下病

主要包括附件炎、盆腔炎、各型宫颈炎所致带下量多、色黄或夹血丝、月经淋漓不净等。

常用草药有：臭牡丹、排风藤、地锦草、马鞭草、大蓟、小蓟等。臭牡丹性平味甘，补气健脾、活血消肿；排风藤清热解毒利湿；地锦草清热利湿、凉血止血、解毒消肿。

临证常以健脾补肾除湿之品，如党参、白术、苍术、黄柏、山药、土茯苓、续断、小茴香等，选加一二味草药治疗带下诸证，疗效较常法治疗显著。

（8）泌尿系感染

包括肾盂肾炎、膀胱炎、淋病、非淋菌性尿道炎等。

常用草药有葎草、马鞭草、排风藤、柳枝、酢浆草等。

典型病例

杨某，女，57岁，某研究院职工家属。1999年9月9日来诊。

诉反复腰痛、尿频急、疼痛已4年，有时解血尿，每因劳累而发。每发输大剂量青霉素缓解。此次复发1个月，经西医治疗无好转，经病友任某介绍来李孔定处诊治。舌红，苔后白厚，前边无苔，脉沉细弦，尺弱。尿常规：脓细胞12/HP，红细胞2/HP，诊为“慢性肾盂肾炎”，证属湿热蕴结下焦，日久伤阴。以通关丸加味治之。

处方：黄柏30g，知母30g，小茴香12g，蒲公英50g，大蓟30g，葎草（鲜品）30g，赤芍50g，南沙参30g，天冬30g，甘草10g。

服3剂，小便已不疼痛，次数减少，腰痛减轻，复查小便常规正常。舌苔变薄，仍乏津，前方去大蓟加续断30g，狗脊30g，继服3剂而愈。

（9）胃痛

常用雀不站、荆实。雀不站甘，微苦，平，散瘀止痛；荆实温，苦，散寒、行气止痛。

（10）湿疹、癣

土荆芥：现代研究对真菌有较强的抑制作用，单味水煎洗患处有效。

李孔定验方：乌梅50g，苦参50g，贯众50g，土荆芥（鲜品）100g，水煎熏洗患处。

典型病例

邱某，女，50岁。1999年9月13日初诊。

双下肢腘窝、小腿前侧、足掌底皮肤发红、糜烂、渗出、瘙痒，热则更甚，手掌水泡、脱皮、痒甚。在医院皮肤科检查诊为“手癣”“下肢慢性湿疹”，外用多种药物无效。李孔定以外用验方，加枯矾50g，一剂煎4次，每次取药液趁热熏患处，药液稍凉即浸洗患处。患者照法熏洗10天，明显好转，腘窝部仅熏（因不便浸洗），亦有好转，皮损颜色变淡，无渗出物，糜烂处已结痂，痒感亦减。上药去枯矾，继续使用半月，皮损痊愈，仅留下浅褐色色素沉着。

由于自采草药有限，药店又无草药，故大量的草药资源尚未利用。李孔定常嘱患者自加草药，对农村患者来说，就地取材，费用低廉，深受患者欢迎。如高血压、糖尿病、肝硬化腹水等病常加玉米须；复发性口疮常加女贞叶、核桃壳等；南瓜根煮豆腐，或鸡矢藤炖肉治疗牙龈炎、牙髓炎所致牙痛，显效迅速；金边兰切成小块，泡酒外擦治关节肿痛，疗效亦显。

五、创制新方

1. 舒颈汤

来源：李孔定自拟方。由《太平惠民和剂局方》“四物汤”化裁而来。

组成：当归30g，川芎30g，赤芍50g，熟地黄30g，葛根30~50g，狗脊30g，知母30g，牡蛎30g，枳壳15g，甘草10g。

功用：补益肝肾，舒通经脉。

方解：颈椎病多因肝肾虚衰，筋骨失养，引起局部反应性骨质增生，颈椎间盘退行性改变而成。治当以补益肝肾、舒通经脉为法。方中以归、芎、赤芍调补肝之虚滞；地、狗、知、牡调补肾之阴阳；葛根舒经活络，合芎、赤、枳促气血流行，濡润失养之筋骨；枳壳、甘草调和气血、健运中州，俾纳谷者昌，诸脏受益，为起衰振惫之资。

主治：肝肾虚衰，筋骨失养之颈椎病各型，见颈部强痛、眩晕、心悸、上肢麻木疼痛或咽部有滞塞感者。

临床应用及加减化裁：舒颈汤主要用于颈椎病各型见颈部强痛、眩晕、心悸、上肢麻木疼痛或咽部有滞塞感者。颈肩痛显加羌活、骨碎补、蜂房；心悸气短，减葛根、川芎、赤芍量，加南沙参、刺五加；苔厚腻加苍术、黄柏、薏苡仁；头晕恶心甚者加天麻、法半夏。

典型病例

案 1 颈性眩晕属肝肾虚衰，气血瘀滞者，以舒颈汤补益肝肾、疏通经脉。

蒋某，男，69 岁。1997 年 9 月 17 日初诊。

反复发作头晕 5 年，加重 1 周就诊。患者 5 年前开始出现俯仰与转侧时头晕，未予重视。1 周前劳累后前症加重，起则头晕目眩、恶心呕吐，卧床休息时症状减轻。服西药盐酸氟桂利嗪、地芬尼多等，症状无明显缓解。就诊时头晕目眩、恶心欲呕，动作迟缓，扶杖而行。血压 100/64mmHg，心肺听诊无异常。叩顶试验（+），旋颈试验（+）。颈椎 X 线摄片提示：第 3、4、5 椎间盘变窄，有少许唇样增生。舌质淡暗，舌苔薄白少津。脉沉弦。中医诊断为眩晕，证属肝肾虚衰，气血瘀滞。西医诊断为“颈椎病（椎动脉型）”。肝主筋而肾主骨，肝肾精血充盈则筋骨健强，活动敏捷，精生髓而元神充沛，头目清明而清爽。患者年近古稀，正气已馁，肝肾虚衰，气血虚少，运行不畅，气血瘀滞，目失所养而眩，脑失所充故头晕。舌淡暗、脉沉弦为血行不畅之征。治以补益肝肾、疏通经脉。方选经验方舒颈汤加减。

处方：当归 30g，川芎 30g，赤芍 50g，熟地黄 30g，葛根 30g，狗脊 30g，山楂 30g，知母 30g，生牡蛎 30g，枳壳 15g，甘草 10g。

2 剂，水煎服，2 日 1 剂。嘱休息调养，勿伏案过久，睡觉需卧硬板床，勿用高枕，避免头部动作幅度过大。

1997 年 10 月 2 日二诊：服上方 2 剂后症状即减。效不更方，原方继进。5 剂后头晕目眩悉除。

案 2 颈性眩晕属肝肾亏损，兼湿热内蕴者，以舒颈汤加味。

岳某，男，54 岁，工人。1998 年 9 月 21 日初诊。

诉头昏、恶心欲吐，视物旋转已半月，在厂医务室按“内耳眩晕症”治疗，静滴丹参注射液、低分子右旋糖酐等药物，病情无减，在他处服中药亦罔效。舌暗红，苔厚腻，脉弦细。检视前方，均为健脾除湿之剂。细询病史，获知患者头昏、眩晕乃动则发作，静则无异，尤以颈部转动时眩晕明显。即做颈椎 X 线片，提示第4、5颈椎骨质增生。证属肝肾亏损，经脉不畅，兼湿热内蕴，浊邪上犯清窍。投舒颈汤，加苍术15g，黄柏30g，薏苡仁30g，服1剂眩晕即止，仍有恶心欲吐感，续服3剂，诸症悉愈。

案3 颈椎病上肢麻木，属气虚血瘀，予舒颈汤加味。

谭某，女，54岁，退休工人。1998年10月30日初诊。

诉头昏头痛，颈部强痛，右肩、臂疼痛，手指麻木，夜间常因手麻木而醒，查上肢关节活动正常，颈椎X线片诊为“颈椎退行性病”。舌暗，苔白润，脉细弱。属气虚血瘀，予舒颈汤加党参30g，羌活15g，薏苡仁30g，服3剂后诸症减轻。续服3剂，仅头昏时作，余症俱除。以舒颈汤继服，并配合天麻蜜环片服用，每服3片，每日3次，治疗1个月，诸症悉除。

注意事项：勿伏案过久，勿用高枕；宜在医生指导下进行功能锻炼。

2. 痛经汤

来源：李孔定自拟方。由《太平惠民和剂局方》“四物汤”化裁而来。

组成：当归30g，川芎30g，赤芍30g，香附15g，蒲黄12g，露蜂房12g，水蛭15g，甘草12g。

功用：活血行气，化瘀镇痛。

方解：本病由血瘀气滞，经行不畅而成。治当以活血行气、化瘀镇痛为法。方中当归、川芎、赤芍、蒲黄活血，水蛭化瘀，露蜂房活络止痛，香附调气止痛，甘草缓急止痛。标本兼顾，用之屡验。

主治：血瘀气滞，经行不畅之痛经。

临床应用及加减化裁：痛经汤用于血瘀气滞，经行不畅的痛经重症，见经行时腹痛难忍，月经颜色暗黑有块。剧痛不可忍者，倍赤芍、香附，更加醋炒延胡索30g。

典型病例

案1 孔某，女，21岁。1996年4月10日初诊。

患者自15岁月经初潮，每月经行前二三日即有小腹胀痛，经至后疼痛加重，痛甚时面色惨白、恶心呕吐、全身冷汗，经量少，色暗，行经半日或1日后，经量增多，排出大量瘀块，疼痛渐止。舌淡红，苔薄白，脉弦细。末次月经为3月19日。B超检查提示：子宫后屈后位。证由血滞胞宫，排出不畅所致，投痛经汤

2 剂治疗。嘱小腹胀痛即开始服药，痛止即停服。1996 年 5 月 14 日二诊：诉服前方后，上月行经疼痛减轻，瘀块减少，无不适。仍以前方治疗。患者连服 3 个月经周期后，经行时仅小腹微有胀感，色、质均转正常。

案 2　周某，女，31 岁。1996 年 8 月 11 日初诊。

2 年前因行人流术后，继发盆腔感染，经输抗生素类药物后好转。平素小腹隐痛，腰骶酸胀，精神不振，白带量多、色黄、味臭秽，月经延后 4 ~ 5 天。经量多，淋漓不净，持续 8 ~ 10 日，行经时小腹疼痛加重，喜温喜按。今值行经第 2 天，小腹痛甚，舌暗紫，苔厚白，脉沉涩。此属湿浊热毒蕴于胞宫，日久血行瘀滞而痛经。急则治其标，予痛经汤活血化瘀、调气止痛。嘱经净后再调治。8 月 17 日二诊：服上方 1 剂腹痛即减，2 剂服完痛止。月经 7 天即净，白带黄且多。B 超检查，诊为“左侧附件炎”。舌暗淡，苔白厚，脉沉细。证属湿浊瘀结，以化浊完带汤治之。

处方：南沙参 30g，苍术 30g，黄柏 30g，土茯苓 50g，赤芍 30g，小茴香 15g，大蓟 50g，地锦草 30g，白英 30g。

嘱 2 日 1 剂，经至腹痛则服一诊方。如此连服 3 个月经周期。

1996 年 11 月 23 日来诊：诉遵医嘱服药 2 个月后，行经时腹已不痛，坚持服二诊方 3 个月，现精神佳，白带量少、色白、无气味，腰骶亦无疼痛，要求复查。B 超示双侧附件无异常。妇科检查宫颈光滑、白带正常。

案 3　龚某，女，28 岁。1997 年 5 月 16 日初诊。

诉月经 13 岁初潮。17 岁始，出现行经时小腹疼痛，未予重视。以后痛经程度逐渐加重，常服元胡止痛片、去痛片等药，渐至口服药物亦不能止其痛，每月依赖肌注阿托品、异丙嗪止痛。结婚 3 年未孕。经期准，经色暗，经量多，行经第 3 日有大块内膜组织排出。舌淡红，苔薄，脉细。诊为气滞血瘀之痛经，以痛经汤治之。

处方：当归 30g，赤芍 30g，川芎 30g，香附 15g，蒲黄 12g，露蜂房 12g，水蛭 15g，延胡索（醋制）30g，甘草 12g。

嘱行经即服此方，痛止停服。患者服此方 2 剂后疼痛大减，连服 4 个周期，未再痛经，行经时亦无瘀块。后予调补冲任之剂，于 1998 年 9 月受孕。

案 4 杨某，女，17 岁，1999 年 3 月 23 日就诊。

诉半年前经期进食冰淇淋后，遂出现痛经，每月俱作。经量逐渐减少，色暗，夹少量瘀块，3 日即净。平素无不适。今值行经第 1 天，小腹痛甚，拒按，舌淡暗，苔白厚，脉弦缓。为寒滞经脉，气血瘀阻。治宜行气活血、散寒止痛，以痛经汤加味。

处方：当归 30g，赤芍 30g，川芎 30g，香附 15g，蒲黄 12g，水蛭 15g，小茴香 15g，甘草 12g。

服此方 1 剂后，经来增多，腹痛大减，服 2 剂后，痛止，行经 4 日即净。次月行经时小腹疼痛较前轻微，仍服前方 1 剂后痛除，以后每月行经疼痛未作。

注意事项：禁触凉受冷。如有感染性炎症或其他妇疾病，经后应积极治疗，痛经才可完全治愈。服法：于月经欲至或刚至时服 1 ~ 2 剂，痛止停服，不必尽剂。连服 3 ~ 4 个月经周期。

3. 金水交泰汤

来源：李孔定自拟方。

组成：南沙参 50g，黄精 30g，紫苏子 30g，赤芍 30g，木蝴蝶 10g，地龙 12g，制南星 15g，葶苈子 15g，黄芩 30g，甘草 15g，沉香（为末，分 6 次冲服）6g，夜关门 30g。

功用：补肺益肾，祛痰通络，行气活血。

方解：本方用南沙参养阴补肺；甘草益气祛痰；黄精一药，《本草从新》谓其入心、脾、肺、肾四经，具有气阴并补之功。三药合用，补其既虚之脏，使其本固则力可抗邪。紫苏子、制南星性味辛温，可燥湿化痰；地龙、葶苈子性味辛寒，可通络泻肺，两组药一阴一阳，一缓一峻，使水饮得化，顽痰可蠲。痰浊蕴肺，易于化热，阻闭气道，故用黄芩、夜关门清泻肺热，防止化火刑金。木蝴蝶宽胸快膈，疏通气道壅闭。痰壅则气滞，气滞则血瘀，故用赤芍活血行瘀。母病及子，肺病则肾虚，肾虚则难纳气，故用沉香纳气归肾。全方补泻并施，清温并用，标本兼顾，共奏扶正以抗邪、祛邪以固正之效。

主治：肺胀（肺气肿、肺心病）之不兼外感者。

临床应用及加减化裁：金水交泰汤用于肺肾气阴两虚，痰瘀阻络之肺胀。心悸气虚较甚者，南沙参加至 100g，葶苈子加至 30g；痰多咳嗽不爽者，制南星加至30g；长期应用激素的病例，甘草可用至30g，酌减或停服激素，并逐减甘草量；痰瘀阻碍肺气，瘀滞心肺而见唇甲紫绀者，加桃仁、五加皮；阳虚水泛而见面浮胫肿者，减甘草量，加茯苓、附片；心气欲脱者，加人参或生脉散再加附片、龙骨；痰蒙清窍，神志恍惚者加石菖蒲。

典型病例

案1　肺胀证属肺脾肾俱虚，痰热瘀互结。金水交泰汤加减。

黄某，女，58岁。1997年1月14日初诊。

患者反复咳喘13年。每年冬季均需住院治疗。此次咳喘加重1个月，住院治疗效不显。形体消瘦，咳嗽不已，咯大量白色黏液痰，咳则大汗淋漓，喘促气急不能平卧，胸膈窒闷，畏寒肢冷，不欲饮食，小便量少，大便干结，三日一行。舌暗紫，苔白厚少津，脉沉细数。胸片提示：慢性支气管炎继发感染、肺气肿。证属肺脾肾俱虚，痰热瘀互结，本虚标实。投金水交泰汤原方3剂，药后咳喘痰俱减，四肢转温，小便量增，大便润畅，继以金水交泰汤去葶苈子，加神曲30g，白术15g增强其健脾助运之力，续服5剂，病情明显缓解，仅晨起咳嗽咯痰，动则短气乏力，舌暗淡，苔白厚，脉沉细数。外邪已解，本虚显露，以金水交泰汤加白术、黄芪、女贞子、淫羊藿、神曲、陈皮培补脾肾，杜其痰源，继服2个月，诸症俱平。

案2　肺胀证属肺肾俱虚，痰热阻肺。金水交泰汤加减。

张某，男，68岁。1998年5月16日初诊。

患者反复咳喘、气急10年，近因天气变化咳喘复作，服某诊所自制“咳喘散”后，病反加重，剧烈阵咳，咯少量白色黏痰，气急喘促，头晕乏力，背心寒冷，小便清长，夜尿频数，大便偏干，口渴喜温饮。舌红，苔薄腻，根部略厚，脉沉弦数、双尺弱。胸部X线片显示双肺纹理增粗，提示“慢性支气管炎、肺气肿伴急性感染”。肺肾俱虚，痰热阻肺，以金水交泰汤益气补肾、清热化痰平喘，方中制南星易为胆南星，以增强清热化痰之功。服药2剂，咳嗽程度减轻，咳嗽次数减少，继服此方6剂，微咳，痰薄易咯，动则气喘，背心仍冷，尿频，舌淡红，苔白润，脉沉细。予金水交泰汤，沉香易肉桂6g，温阳纳气，续服12剂，咳喘乃愈。

案3 肺胀证属痰瘀阻肺，肾阳不足。金水交泰汤加减。

朱某，女，41岁。1998年9月26日初诊。

患者自幼咳喘，迁延未愈，每于冬季加重。近3年来咳嗽气紧，心累，有时下肢水肿，动则喘促不已。曾做X线胸片检查，提示“慢性支气管炎、肺气肿、肺心病”。1周前受凉后病情加重，经输注抗生素治疗3天无缓解。现神情萎靡，唇绀，咳嗽，咯痰量多清稀，咯吐不利，胸满闷，心累心跳，喘促气急，不能平卧，小便淋漓不净，量少，腹胀，下肢浮肿，大便正常。舌紫暗，苔白厚，脉沉涩。

证属痰瘀阻肺，肾阳不足。以金水交泰汤加减。

处方：南沙参50g，黄精30g，紫苏子30g，赤芍30g，制南星30g，葶苈子30g，胡颓叶12g，枳实15g，桃仁12g，制附片12g，肉桂6g，黄芩30g，甘草12g。

2剂后咳喘心悸俱减，下肢肿消，唇色转红，上方去附片、枳实，加鱼腥草30g，续服1个月，诸症缓解，但稍动则汗出衣湿，晨起痰多，以金水交泰汤加白术15g，女贞子15g，嘱继服1～3个月，巩固疗效。

注意事项：病势减轻勿停药，只在方中去葶苈子，紫苏子、地龙、黄芩、赤芍、甘草用量减半，另加白术15g，女贞子10g。续服1～3月，增强体质，减少复发。

4. 驻崩汤

来源：李孔定自拟方。

组成：南沙参50g，枳实15g，贯众30g，生山楂30g，生龙骨50g，黄柏30g，大蓟50g，地锦草50g，甘草12g。

功用：益气摄血止血。

方解：本病多由气虚血热而致，以素有湿热白带或月经初潮及临绝经期之妇女为多见。急则治其标，宜以止血为先。本方南沙参、甘草益气；黄柏、大蓟、地锦草凉血止血；龙骨收涩止血；枳实、贯众、山楂，现代药理研究发现有缩宫止血作用。血止后视其平素所患，辨证治之。

主治：崩漏。

临床应用及加减化裁：驻崩汤主要用于气虚血热而致，以素有湿热白带或月经初潮及临绝经期之妇女月经淋漓不尽或量大如崩之症，伴身软发力，舌淡或舌红少苔少津，脉涩或细。手足心热，舌红少津者，加牡丹皮、生地黄；面色㿠白，舌淡苔白润者，去黄柏，加鹿角霜、艾叶；气短心烦者，以仙鹤草易大蓟，倍南沙参、甘草；出血久不止者用矮林子 50g 炖母鸡，吃肉喝汤。

典型病例

案 1 肾虚冲任不固，日久气血俱虚，驻崩汤益气收涩止血。

张某，女，42 岁。1996 年 5 月 22 日初诊。

主诉月经淋漓不净 36 日。患者近 1 年来，经期提前，有时一月二至，经量多，持续 10 日左右。此次行经已 36 日未净，曾肌注止血敏、珍珠母精等药物，无明显好转。就诊时诉出血量时多时少，色淡，夹小瘀块，伴头晕心悸。面色苍白，精神萎靡。舌淡红苔薄白，脉沉弦细。盆腔 B 超检查，提示：左侧卵巢囊肿 3cm×4.5cm，子宫未见异常。诊为“崩漏（功能性子宫出血）”，证属肾气渐衰，冲任不固。经云：人年四十，阴气自半。患者年逾不惑，“六七，三阳脉衰于上，面皆焦，发始白”，其气血之虚少可知，今又月经不调 1 年，出血不止 36 天，本已不足之阴血更亏，血不荣面，亦不足以养心安神，故面色苍白、精神萎靡、头晕心悸。冲任虚损，气血不足，摄血不力，故崩漏久延不止。急则治标，止血塞流。予益气涩血止血之方，方用自拟经验方驻崩汤。

处方：南沙参 50g，贯众 30g，山楂 30g，龙骨 50g，黄柏 30g，仙鹤草 30g，甘草 12g。

水煎服，日 1 剂。

二诊（1996 年 5 月 26 日）：服前方 2 剂，出血即止。续以益气养血、调补冲任之剂调养。

案 2 肝肾亏损，阴虚内热之崩漏，驻崩汤加减。

林某，女，50 岁。1997 年 10 月 17 日初诊。

诉月经紊乱已 2 年，数月一行。9 月 22 日行经，量多如崩，送住院治疗，输止血类药无效。盆腔 B 超检查未见异常。做诊刮术后，出血减少，但仍淋漓不止。子宫内膜活检提示：子宫内膜增生过长。血常规检查，血红蛋白仅 56×10^9/L，医院建议做子宫切除术，患者因惧手术出院，要求中药治疗。诊时见面色萎黄，头晕乏力，腰骶酸痛如折，出血量少，色淡红，手足心潮热，夜寐梦多，纳谷不馨，舌淡暗，苔薄乏津，脉沉细无力。

证属肝肾亏损，阴虚内热而作崩，出血日久，气阴两伤，阴血不足。以驻崩汤加味治之。

处方：南沙参100g，牡丹皮15g，熟地黄30g，枳实15g，贯众30g，山楂30g，龙骨50g，大蓟30g，甘草12g。

服1剂出血即止，腰痛缓解，余症未除。拟归脾汤合左归饮加减，益气养血、滋补肝肾，以防反复。

案3 肾气不足、冲任失调之漏下，以驻崩汤加减温经摄血、固冲补肾。

贾某，女，24岁。1997年11月4日初诊。

因孕2个月后流产，阴道出血淋漓不止，妇科予以清宫后，出血仍如前，迄今已3个月。血色淡，夹瘀块，小腹胀痛，腰酸痛并有冷感，气短懒言，饮食无味，舌淡苔薄白，脉缓无力。前医曾用益气摄血、凉血止血之剂未效。证属肾气不足、冲任失调而流产、漏下。以驻崩汤去黄柏、大蓟加鹿角霜、艾叶、仙鹤草，温经摄血，固冲补肾。

处方：南沙参50g，枳实15g，贯众30g，山楂30g，龙骨50g，鹿角霜30g，艾叶12g，仙鹤草30g，甘草12g。

服2剂后，出血明显减少，仅带下夹血丝少许，继服2剂，白带正常，精神转佳，知饥纳可，以八珍汤加味调理善后。12月10日行经，经量正常。

案4 血热妄行之崩漏，以驻崩汤清热凉血止血。

周某，女，37岁。1999年9月24日初诊。

患者带下量多数年，妇科检查示“宫颈糜烂（重度）”。1个月前做激光治疗2次，带下减少。9月18日行经，量多如注，色鲜红，已用卫生巾10包，出血之势仍未减。伴头昏、心烦、失眠、口渴欲饮，大便3日未解，脉细数。证属肝经湿热久羁，下注带脉，血被热灼而妄行不止，出血量多。舌深红，苔薄黄，伤及气阴。治宜清热凉血止血、益气养阴，予驻崩汤加味治之。

处方：南沙参50g，黄柏30g，生地黄30g，牡丹皮15g，大蓟50g，枳实30g，贯众30g，山楂30g，龙骨50g，甘草10g。

9月27日复诊：诉已服2剂，出血减少，大便已畅，眠安，微渴，舌红，苔薄少津，脉弦细。前方枳实减半，去生地黄，继服2剂而愈。

禁忌：食辛辣食物，过多活动、劳累。

六、医论医话

1. 辨古今同、异义之脉

医学上应用脉诊，最早见于《黄帝内经》《难经》。《史记・仓公传》载淳于意（仓公）医案25则，有21案病、脉、证、治并论，为辨证论治之滥觞。但在两汉时，脉的名称、数目、各脉的体状和主病等，都未完全统一，给学习和应用脉诊带来一些困难。

东汉末年张仲景对汉以前的脉学进行了加工整理，在《伤寒论》一书中载了浮、沉、迟、数、虚、实、滑、涩、大、小、短、缓、疾、弦、紧、动、乳、洪、细、微、促、结、代等25脉，《金匮要略》除载有上述之脉外，还有其脉如蛇、转索无常、如索不来、曲如蛇行、坚、伏弦、转丸、脉卑等名称，但多为形容脉的形象之词，非脉的正式名称。王叔和的《脉经》去《伤寒论》中之大、小、长、短、疾五脉，加伏、革、软、散四脉共为24脉。可见王叔和《脉经》主要是在仲景脉学成就的基础上整理而成的。《黄帝内经》中的钩、毛、石、坚、瘦等脉，《难经》中的复、溢、关、格等脉，仓公“诊笈”中的并阴、气阴、番阴、番阳等脉都不见于仲景、叔和之书了。

《黄帝内经》《难经》只论述了部分脉的体状、主病。仲景除结、代脉外，则很少论及脉的体状。王叔和对脉学的最大贡献是在前人脉学成就的基础上进行了精心整理，把脉归纳为24种，并说明其体状和主病，为脉的概念的统一打下了良好基础。其后，通过各代医家的努力，至明清时代的名称、数目（28脉），才基本固定下来，各脉的体状和主病才基本达到统一。脉学每一阶段的成就，都使中医的诊断、治疗学得到相应的提高。

我们读古代医籍，特别是晋以前的医籍，对有些脉的概念决不能用今天的脉学知识去进行理解。否则，在治学上会产生许多疑问，在实践上会带来不少弊端。其中最易引起混淆的有濡、弱、促、代、缓五脉。兹以现行（当时）中医学院试用教材《中医学基础》（以下简称《中基》）所载上述五脉的脉象，与古籍中对上述五脉脉象的描述做一对比，以昭示其同名异义。《中基》所述的脉象，是根据仲景以后大多数医家的脉学著作整理而来，故取之以为现代脉学的代表作。

（1）濡脉

《中基》：浮而细软，轻按可以触知，重按反不明显。

《脉经》：有“软脉”无“濡脉”，谓“软脉”为“极软而浮细”。后世改“软”为“濡”，其脉象多采叔和之说。

但在《脉经》之前的《难经》于十三、十五两难中便有脉“沉濡而滑”之说，晚于《脉经》1400年的《医学心悟》尚有“濡，沉而细也”之说，与多数医家之说相反。

（2）弱脉

《中基》：“极软而沉细”，即沉细而应指无力。

《脉经》：“极软而沉细，按之欲绝指下”，后世多采之。

但在《脉经》之前的《伤寒论》42和116两条，以及《金匮要略》的《中风历节病脉证并治》《血痹虚劳病脉证并治》诸篇均有脉“浮弱”之名，直言浮有“弱脉”；《医学心悟》有“弱，微细之甚也”之说，未涉及脉的浮沉。

（3）促脉

《中基》：脉来多数，而有不规则的间歇。

《脉经》：“来去数，时一止复来”，后世多采之。

《伤寒论》中的促脉凡四见，即22条：太阳病，下之后，胸满而见促脉；34条：太阳病桂枝证，误下遂利不止，喘而汗出而见促脉；144条：太阳病，下之而见促脉，不结胸，是欲解之象；349条：伤寒，手足厥冷，脉促者，可灸。根据各条的其他症状综合考虑，34条、144条是可以见到“数脉”的，但不可能见到“数中时止”之脉。因如见下利不止，喘而汗出，且见数中时止之脉，是气津均已大伤，而用葛根之升散、芩连之苦降，又无扶正之参麦佐之，是不恰当的；如为下后欲自解之证，是不可能出现“数中时止”之脉的。张景岳在《类经·脉色类十六》中注《素问·平人气象论》之促脉为“脉来急促”，并未提及时有停止。34和144两条之“促脉”应遵景岳之解为宜。22和349两条无论从《脉经》或《类经》之解均可，但从脉学的发展史看，仲景当时所说的“促脉”应是较一般数脉为快的“数脉”而已。《黄帝内经》《伤寒论》中的疾脉亦应作如此理解。唯“急脉”系指脉见“紧”象，非指脉见快速。因急在一定的情况下，是可以释为“紧”的，如《三国志・吕布传》记吕布兵败投降曹操，云：“遂生缚布，布曰：‘缚太急，小缓之。’”此处的“急”“缓”，便应作“紧”“松”解。《伤寒论》4条“伤寒一日，太阳受之，脉若静者，为不传；颇欲吐，若躁烦，脉数急者，为传也”的“脉数急”，柯韵伯解释为“阴阳俱紧之互文”，颇有见地。《素问・平人气象论》有“肝死脉来，急益劲，如新张弓弦”“脉急者曰疝瘕，少腹痛”之文，前句言急脉发展到顶峰之形象，后句言急脉之主病，皆可证柯氏之说是正确的。《难经》在十三难的同一篇里对数脉、急脉分别进行论述，亦为“急”“数”有别之一证。

（4）代脉

《中基》：脉来缓弱而有规则的歇止，间歇时间较长。

《伤寒论》：“脉来动而中止，不能自还，因而复动”，未言其歇止有规则。

《脉经》：“来数中止，不能自还，因而复动”，亦未言其歇止有规则，所言至数与《中基》相反。

《黄帝内经》中屡见代脉之名，但在不同章句中的代脉，应有不同的含义。《灵枢・邪气脏腑病形》之“黄者其脉代”和《素问・宣明五气论》之“脾脉代”的“代脉”绝非“数而中止”之脉。我意其体状应是《难经》十三难之“色黄，其脉中缓而大”，蒋礼鸿《字义通释》谓“代、大同音通用”，便是一证。黄为脾之色，三段经文所指有病变之脏一致，其脉亦应相同。《灵枢・根结》所说的“五十动而不一代者，五脏皆受气”其义又有不同。张景岳说：“代者，更代之义。谓于平脉之中而忽见软弱，或乍数乍疏，或断而复起，盖其脏有所损，则气有所亏，故变若此，均名为代。”（见《类经・脉色类四》注文）张氏所说的代脉脉象，临床上经常可以遇到，且三种现象常于一次脉诊中同时出现，而止有定数之脉，临床上却很少见到。故张氏之说信而有征。代脉本有乍数乍疏，可于数时停，亦可于疏时停，故《脉经》与《中基》（其实是大多数医家）在至数上之分歧，都是各以其时所见而产生的。

（5）缓脉

《中基》：“一息四至，但脉势的来去却有缓慢之感。”

《脉经》：“去来亦迟，小快于迟。”

王冰注《素问・平人气象论》曰：“缓谓纵缓之状，非动之迟缓也。”林之翰

《四诊抉微》说："李士材曰：'缓脉以宽舒和缓为义，与紧脉正相反也。'然缓脉迟脉又绝不相类，缓以脉形宽纵得名，迟以至数为义，《脉经》云：'小快于迟，以至数论缓，亦一失也。'"与王冰之说完全相同。据此，《伤寒论》第2条中风证的"脉缓"，即不应从至数上去理解，而应从脉势上去理解。观《伤寒论》桂枝证的脉象有25条的洪大、57条的浮数更可佐证。且从临床事实验之，表证而自汗，脉多见数，汗愈多而数愈显，只是汗出营虚，脉则数而宽纵柔和，不见"紧"象就是了。

（6）结语

①张仲景以前脉的名称、数目，各脉的体状、主病等均未完全统一，给学习和应用脉诊带来困难。②张仲景、王叔和把东汉以前的脉学著作进行了一番精心整理，使脉的名称、数目和各种概念，逐趋统一，中医的诊断、治疗学也相应得到提高。③濡、弱、促、代、缓五脉，其名则古今相同，其义则古今相异。我们应该遵从今义，以求统一；明确古义，免滋惑乱。使古今之学皆能为我所用。

2. 名人之言，不可尽信

即使是大圣人、大贤人也偶有说错话、做错事的时候（虽然他们有许多嘉言懿行值得我们取法、趋步），所以名人之言，不可尽信。尽信就会对有些问题以讹传讹，害人害己。孔子是人们公认的大圣人，他的许多思想、言行至今都还值得人们崇敬、躬行，但他与其学生子夏讨论《诗》和仲弓讨论政事时，却都说错了话，受到两位学生不客气地反驳（分别见《论语》之《八佾》《雍也》两章》）；回答陈司败提问鲁昭公是否知礼的问题，他却为"尊者讳"，受到陈司败的指责（《论语·述而》）。可贵的是，他都服从真理，一一做了纠正。大圣人的风度，可钦可敬！近代大学者郭沫若先生也是一位乐于接受别人正确意见、勇于改正错误的典范。单就他在《出土文物二三事》一书中就对卜天寿《三台词·正月》中的"理弦"、《调银筝》和《坎曼尔诗签》的《教子》《诉豺狼》中的错误解说，接受了读者的意见，予以更正，并在书中分别说明接受了何人意见及更正过程。毫不文过饰非，饶有大家风范，值得"民皆仰之"！

我们中医界的大家、名流也偶有说错话、写错文章的时候。如《史记·扁鹊仓公列传》中使"圣人预知微，能使良医得蚤从事"，至"有一于此者，则重难治也"一段文字，从上下文义看，应是作者司马迁老先生对齐桓侯和当时社会上许多人对待疾病和医疗的不正确态度的批判之文。而明如山中宰相的陶弘景、药中之圣的李时珍都认为是仓公（淳于意）之言（见《本草纲目》引《神农本草经·名例》“病势已过，命将难全”句下注文），清代进士、礼部尚书汪廷珍可算一位博学多闻之士，然而他在吴鞠通《温病条辨·序》中却沿袭了陶、李之误，把“人之所病，病病（疾）多；医之所病，病方（道）少”句引为“淳于公有言”。近世名流、大家迭出，其所论或因仁智之私，偶有偏颇；或因千虑一失，引文有误；或因时迁事异，昨是今非。我们应根据韩非子“循名实以定是非，因参验而审言辞”（《韩非子·奸劫弑臣》）之论，慎思明辨，并通过考证、实践而定其从违。既不可“一眚掩大德”，否定名家之精博；又不可“人云亦云”，盲从名家之误导。儒家宗师、大圣人孔子删订的《诗》《书》，可算权威著作，而同是儒家的孟子却敢言“尽信《书》则不如无《书》”（《孟子·尽心下》）；孔子“畏天命”，而同是儒家的荀子却主张“制天命而用之”（《荀子·天论》）。我认为，这些主张并非离经叛道、打祖爷的翻天印，而是鞠躬尽瘁，尊经护道，是以此来促进经、道的发展，适应社会的需求，使之更有生气，更有光明前景。中医史中的张仲景、华佗、孙思邈、金元四大家、李时珍、赵学敏、张景岳、叶天士、吴鞠通、王清任；乃至现代的张锡纯、恽铁樵、秦伯未、岳美中、任应秋、方药中；吾蜀人杰地灵，名医辈出，如汉代有涪翁、程高、郭玉；五代有李珣、唐慎微；清代有齐秉慧、唐容川、郑钦安；现代有萧龙友、沈绍九、李斯炽、蒲辅周等都是这类大师。是离是叛，是尊是护，历史已有公论。

“不识庐山真面目，只缘身在此山中”，我们自己的错误言论、错误文章、错误诊疗，必然是无可避免的。只是我们以其主观之固，未能“识得庐山真面目”而已。所以，随时都应欢迎同道或道外之人批评指正。主观上认为别人的意见是正确的，就乐于接受，勇于改正；认为别人的意见是不很正确或很不正确的，亦当存疑，在实践中予以验证。对待错误，以孔圣人、郭大师为学习榜样；对待学术，以孟夫子、荀兰陵为治学规箴。如此，才会学业精进。

3. 学道从师，志在有为

什么是道？韩非在《韩非子·解老》中说：“道者，万物之所然也，万理之所稽也。”可见“道”涵盖了万事万物的法则、规律，并与万事万物的理（条理）是相稽（合）的。道则博大精深，无所不容，理为各种具体事物中排列的纪律、秩序，是道的产物之一。故又说："万物各异理，万物各异理而道尽。"意为把各种事物的"理"综合起来，"道"就完全（尽）了。道是理的总和。道、理与韩愈《师说》所说的"师者，所以传道、授业、解惑也"句中的"道""业"，名虽小异而实同。

道有主（大）道、支（小）道之分，支（小）道对主（大）道而言只能算业（理），如果这个业的内容很完备、很精确、很有用，对其专业而言，又是主道了。道所产生的时间空间不同，其人的生活理念各异，因而各地域、各时期、各学者的大道是不同或不完全相同的。但它一经形成后，常是经久不衰的。如《周易》、道、儒之道是如此，中医之道也如此，达尔文的进化论、西方还原论指导下的西医学亦莫不如此。

《黄帝内经》（以下简称《内经》）对中华文化而言，是个分支之道（业）；对中医学而言，是个包罗医药卫生各个方面的大道。《伤寒论》《金匮要略》《温病学》对《内经》而言，都是分支之道（业）；对中医诊治学而言，又是确立了外感、内伤、辨证论治规范的大道。这四本书又各有其偏重之道。合之则完美，分之则残缺，故今人合而称之为"四大经典"。

经，指常道、准则、法制。经与道，实是异名同义之词。如《四书·中庸》："凡为天下国家有九经：日修身也，尊贤也，亲亲也，敬大臣也，体群臣也，子庶民也，来百工也，柔远人也，怀诸侯也。"《国语·周语下》中"国无经，何以出令"都是政治之经，也可称之为政治之道。《易经》《道德经》则是儒、道之经，也可称之为儒、道之道。经，不是自封的，也不是钦定的，而是世人或行业公认的。现将"四大经典"的情况简介如下。

《内经》是许多学者搜集了《周易》、道、儒、墨、阴阳、法、兵等各家学说之精华和天文、地理、历法、气象等学科的成果，以及古代和当代医师的养生保健、防病治病的学术思想、经验，并通过整理加工而成，是汉代以前文化科学的琼林、中医学术基础的渊薮。单就其引用的、至今已经失传的、与医学有关的书籍而言，就有《五色》《脉变》《揆度》《奇恒》《九针》《针经》《热论》《上经》《下经》《阴阳》《从容》《脉经》《脉法》《本病》《脉要》《形法》《阴阳十二官相使》《太始》《天元册文》《大要》《刺法》等21种之多（均见于《素问》，仅《刺法》兼见于《灵枢》）。其广罗博采，于此可见一斑。

《伤寒论》《金匮要略》是在《内经》学说思想的指引下，“勤求古训，博采众方，并平脉辨证”而成。书中论述了伤寒、杂病的病因病机，疾病预后等理论，构建了诊断、治疗、立方遣药即辨证论治的规范，其治疗除方药外，尚有针灸、膏摩、导引、吐纳、食疗以及内服外治等各种手段和方法；药方则依据《素问·至真要大论》方制而立，并有各种剂型的制法、服法、宜忌等，详而完备，用而有效。《内经》构建了中医的基础理论之道，《伤寒论》《金匮要略》确立了辨证论治之道，共同形成了中医的特种基因。历代医家论著的机体里，无一不蕴涵着这种基因，无一不流淌着这种血液。虽然面貌不同，穿戴有异，但其基因还是一个。比如阴阳、五行、脏腑、经络、气血精津、六淫七情、四诊、八纲、治疗八法等，有谁的著作能越此雷池？但在此框架内各著作都有其新的见解、新的治法，大大地丰富和充实了中医学的内容。并已发展成为许多专科。世界上的事物包括我们的衣食住行都多是在一个原则框架内发展、创新、充实的。饥餐、渴饮、夏贪凉、冬取暖的原则千万年不变，仅其内容却不完全相同或完全不同而已。因此，说中医学几千年都没有发展，是不切实际的。

温病学说肇源于《内经》，历代医家都有新的论述、新的治法，但都未形成理论体系和诊治规范，零星、散乱，各行其是，学者无所适从。清代叶天士著《外感温热篇》对新感温病的传染途径和传变规律提出了“温邪上受，首先犯肺，逆传心包”；在证候上提出了卫气营血为辨证纲领；在诊断上详述了辨舌、验齿和辨斑疹、白㾦对病情的判断。他是温病学说形成完整体系的奠基人。其后，吴鞠通师承叶氏，旁及各家，把温病分为九种，以三焦为辨证纲领，仿《伤寒论》体例，撰成《温病条辨》，集温病学之大成。这便使《温病学》自树一帜。它的出现，丰富了中医学的理论内容，提高了对急性热病和某些内科杂病的治疗效果。温病来势猛、变化快、生死速。叶、吴之书问世，活人无算，功德无量。把两贤之书合起来称为《温病学》，并与《内经》《伤寒论》《金匮要略》合称为“四大经典”，是当之无愧的、理所当然的。只有读懂了“四大经典”才能真正把中医学到手。如此，不但在学理上、临床上能够驰骋裕如，而且还可以据此有所创新，有所开拓。

王安石有云：“读经而已，则不足以知经。”(《答曾子固书》)，要如何才能深知中医“四大经典”的精义呢？李孔定认为应经历三个境界：①慎思明辨始知经：

“学而不思则罔”，思而不辨则泛。但要有思辨的能力，才不致胡思乱辨。这个能力要从三方面来。一是通读或选读原文，以察系统；二是旁读名家注释，以开眼界；三是选读中国古代文、史、哲书，以开智慧。做到这三点，才能思辨有得，初知精神实质。此第一境界也。②从师临证实知经：从良师受业，把书本知识变为应用技术，要有杜甫“转益多师是师”的精神，叶天士从师十七的懿行，达到“大医精诚”的境界，从临床实践中来领悟“经”的微言大义，此第二境界也。③守宗发展深知经：不断吸取新知，不断总结经验教训，严守医经理论框架（宗）开创新的理法，为促进中医学的发展尽到一己之力，不仅仅是“读经而已”。此第三境界也。这个问题老祖宗早就说过了。《素问·举痛论》说：“善言天者，必有验于人；善言古者，必有验于今；善言人者，必有验于己。”就是教导我们不要一味站在古人的阵地原地踏步，要善于用今天的现实来验证古说，要用自身的体验来论证古人（他人）。《周易·乾·文言》说得更为明确：“君子进德修业，欲及时也。”教导人们要顺应时代的要求去“进德修业”。一部中国医学史就是一部医学的继承、发展、再继承、再发展的循环不已史。

最后，对中医学当前如何发展的问题提点看法：李孔定很赞成南京中医药大学教授干祖望先生的意见，仿效孙思邈先师“用夏变夷”的吸溶办法。意思就是吸收外来医学的精华溶解到中医学的理论和实践里，为李孔定所用（见《干祖望经验集·跋》）。李孔定再补充两点，一是融汇中药现代研究成果，新创剂型；二是吸收道教、佛教的养生之道和心理疗法，以及少数民族和民间医疗经验用于临床，提高治疗效果，扩大治疗范围，并由此产生新的理论。有人担心学了外来医学，中医就会“异化”，李孔定想有可能有不可能。如果说既没有认真读“四大经典”，又没有从师受业，这些人一学西医就是要异化的。弱草遇风，必然要倒；如果是读经、从师，真正学懂了中医的人，是绝不会异化的。大树遇风，倒是一个催化繁茂的好机会。孔子问礼于老子，并未异化成道家信徒，仍是儒家宗师；孙思邈学过吠陀医学，并未变成印度医生，仍是卓越中医大家。当代全国名老中医，绝对没学过西医学的恐怕没有，有谁“异化”了？何况，其中还有少数名家，先学中医已成，后又毕业于西医学院医疗系，不但未被“异化”，而且在中医学的卫道、创新方面都做出了杰出的贡献。方药中先生便是其中之一。王安石对扬雄有一段评语颇值得我们深思，其文曰：“扬雄虽不好非圣人之书，然而墨、晏、邹、庄、申、韩，亦何所不读？彼致其知而后读，则必有所去取，故异学不能乱也。唯其不能乱，故能有所去取者，所以明吾道而已。”（《答曾子固书》）由此可见，如以致知中医之士去学一些“异学”的基础理论，非但“不能乱”，而且还可“明吾道”。“他山之石，可以攻玉”，岂不善哉？有为的中医学，必然是万世其昌的！

4. 处方之律，和而不同

“和而不同”一语，最早分别见于《论语·子路》和《左传·昭公二十年》。原意是有道德之人用此语来作为修己待人的原则。如遇到别人有错误言行，既不苟同附和，又能通过适当的方式，使之协调一致。晏子曾以制作菜肴为例，举水、火、油、盐、酱、醋等本为不同之物，处理得当，便可协调一致，成为美味佳肴。把不同的食物协调一致就是“和而不同”，也可简称“和”。和，又有中庸、中和、中道、中行、中正、时中等名称。为什么“和”要与“中”为伍？意为万事万物都会存在“过”（太多）与“不及”（太少）。减其过，增其不及，使之达到最佳适宜程度便是“中”。可见，“中”是说明“和”的状态的。古人从实践中认识到“中和”的重要性是覆盖万事万物的。如吉凶得失，万物的生死荣枯、国家的兴衰存亡，都与是否“中和”有关。《周易·乾·象》“保合太和，乃利贞”，《老子·四十二章》“万物负阴而抱阳，冲气以为和”，《孟子·公孙丑下》“天时不如地利，地利不如人和”，就分别对上述的人和事做出了判断。这种影响之于后代是非常广泛而深远的。

中医的养生之道，完全是取法于“中和”的。如“和于阴阳，调于四时”“处天地之和，从八风之理”“法于阴阳，和于术数”（均见《素问·上古天真论》）；“人体欲得劳动，但不当使极尔”（《三国志·华佗传》）。中医对除外伤以外的疾病认识是，某种或某几种因素导致机体阴阳（邪正）的偏盛（过）、偏衰（不及）的“不和”机制而致。治疗的方法虽多，归纳起来不外“补虚”（补其不及）、“泻实”（泻其太过）两法，换句话说，只有扶正、祛邪两法。两法之用，必须适可而止，毋使过之。过之则走向反面。运用两法的目的在于使“不和”之体转变为“和”，即把偏了的“不中”转变为“中”。如从广义上讲，中医的治法都可叫“和法”。由于有“和法”的指导思想，便产生了“方剂”。剂，古书作“齐”，含调剂之意。如《汉书·艺文志》：“调百药齐（剂）和之所宜。”中医治病的方剂除极少数以外，百分之九十九以上都是由两味以上的药物组成。组成方剂的要素是君、臣、佐、使。君、臣药的性味功效是相同或相似的，佐使药的性味功效是不同或相反的。把性味功效不同或相反的药物配合成方去治疗某一病证，其目标一致，就完全具备了“和而不同”的特点。所以，如从广义上讲，中医的方剂都可称为“和剂”。信口举出几方，都可证明此一事实：解表之剂，如桂枝汤中的各药，其味苦、甘、酸各异，其性温、平各殊，共同目标，治风寒外感治表虚证也；攻下之剂，如大承气汤中的各药，其味苦、咸、辛各异，其性寒、温各殊，共同目标，治阳明胃家实也；补中益气汤诸药皆升，陈皮独降，参、芪、术、草、归皆补，升、柴、陈皮皆散，其不同如此，而其治疗脾虚中气下陷的目的则一也。明代的《普济方》载方达 61739 首之多，恐亦无一逾此规律。由此我们可以悟出，中医治病是以和为贵的，旨在从多方面调动人体主观能动性，协调病理状态，如同《孙子兵法·谋攻》“不战而屈人之兵，善之善者也”一样，只要组方得宜，尽量避免诛伐无过，就会却病而不伤正，或伤正甚微。此与西医之对抗疗法大异其趣。对抗疗法针对性强，收效较快，是其优点。但投鼠伤器，副作用多，常贻后患。从这一角度讲，中医治疗确有其特色，有其优点。特别是对老年、感染病毒、免疫功能失调、一身而患数病的患者，中医的疗法确要优于西医。我们应当继承发扬中医学，不断学习，充实提高，更好地为人类健康做出贡献，这是总的方向。但就“中医”这个身份而言，最主要的职责就是“医”。不能治病的“中医”，纵能口若悬河，谈一通《内》《难》之道；笔如大椽，写百篇药石之文，也只能算“秀才”，不能算“中医”。“医”的最后工序是处方。处方当否，既关患者生命所系，又与中医命运攸关。古人遗留下来的方剂，至今恐怕已达十数万首，我们用不着也不可能去记那么多。怎么办？还是李孔定那句老话：方是人为的，可以加减；药是客观的，不能改变。我们临证时，能用古方固然省事，不能用古方，则根据具体病症，本着“和而不同”的原则创新制方。识药重于记方，组方不能逾矩。最近有“道中人”说，临床也是科研，更是中医的薪火之园。李孔定认为这话说得十分中肯，有待我们认真去体察、笃行。

5. 腹痛不宜纯止痛

《金匮要略·腹满寒疝宿食病脉证治》共有条文 26 条，方 14 首。其中“寒疝”一病的主症是发作性腹痛，一般病程较长。

许慎的《说文解字》对“疝”的解释是:“疝，腹痛也。”仲景与许慎是同一朝代仅出生稍后的人，词义一般尚无变迁，故寒疝就是寒性腹痛。如就本篇叙述的寒疝症状看，也支持这一理解。当然，《黄帝内经》里的“㿗疝”“狐疝”和《金匮要略》第十九篇中的“阴狐疝”的“疝”字，则又当别论了。

痛症以“寒”为多，则是《黄帝内经》的观点，也符合临床事实。《素问》一书就多次把“寒”与“痛”作为因果关系来进行论述。如《素问·痹论》的“寒气胜者为痛痹”，《素问·举痛论》的“寒气入经而稽迟，泣而不行……故卒然而痛”，《素问·长刺节论》的“病名曰疝，得之寒”，都是证明。仲景师承《黄帝内经》之意，结合自己临床实践，提出了“寒疝”这一病名。腹痛一症，虽然还有因热与他邪配合而致的，而《金匮要略》既以寒疝定名，故未述及热痛。暴痛多实，久痛多虚。寒疝属于久痛，故以虚证为多，但在临床上，寒疝的虚证则常是以虚实并见之证出现的。这种“实”是由“虚”而产生的邪气。并非外邪所侵，故其本属虚，其标属实。血虚和阴虚，都可以使经脉失养，脉道空虚，挛急而痛；气虚和阳虚，都可使气机不利，酿成六郁，不通则痛。可见痛是因邪而致，邪是因虚而生；痛的直接原因就是邪，间接原因是虚，即使见症完全属于实证，也是阴虚而致邪气太甚，以实掩虚之故。李士材说的“至虚有盛候”，多系指此而言。

既然腹痛的直接原因是邪（实），故治疗一般不宜单纯补虚。纯补而欲正旺以胜邪，则王道迂缓，难济其急，久痛不止，可以变生他病；另外，邪气未除，纯补常不能扶其正，而反助其邪，使病情增剧。二者的结果都是弄巧成拙。所以，仲景的大建中汤、当归生姜羊肉汤都是以补为主，兼施攻散的，而对实邪壅盛，虚证不明显者，则专施攻散，使邪去正安。仲景的大黄附子汤、赤丸、大乌头煎等，都是从这一目的出发的。但是这些方剂都是从“急则治标”立法，只能暂时服用，一待病情缓解，即应改弦更张，投以调补，使受病脏腑的功能恢复其常，各循其职，才能巩固疗效。

仲景治疗寒疝，有攻散里寒、祛散表里之寒、补血和祛寒、建中和祛寒、温下寒结、涤饮和祛寒六法。因其总的病因为寒，故六法皆不离温。但寒有在表在里之分，故有解表、温里之不同；有兼血虚、虫动、传导失职、痰饮内停之别，故有补血、安虫、攻下、逐痰之合用。前述六种治法虽然还不够详备，但就此可以看出引起腹痛的原因是比较多的。要想治好腹痛，就必须消除致痛之因，才能杜绝其患。如腹痛单纯施以延胡索、乌药等止痛药，可有两种后果：一是痛不止而反剧；一是痛虽止而常复发。仲景立诸法以治寒疝，可以启发我们去复习“治病必求其本”，做到腹痛不宜纯止痛。

6. 补不宜滞

“虚者补之”，是千古不易之法。但须补而不滞，才能充分发挥补药的效果，达到治疗的目的。治疗慢性虚损，尤其应加注意。因补药壅滞，纯补峻补，虚损之脏常难使之运化，故在治疗时，常把补、消两法合在一方之内，使补药补人体之虚，消药消补药之滞。异曲同工，各尽其妙。薯蓣丸、磁朱丸均用神曲，补中益气汤、五味异功散均用陈皮，小建中汤之用姜、桂，归脾汤之用木香……就是以这种思想为指导而于补剂中稍佐消散药的。李孔定法前人处方之意，在治疗脾胃虚寒之证时，常于温补方中加入陈皮或神曲；在治疗肺肾虚寒之证时，常于温补方中加入小茴香或上桂（肉桂）；在治疗脾胃虚热之证时，常于清润方中加入木蝴蝶或橘核；肝虚施补，常加吴茱萸、黄连；心虚施补，常加远志，均每能获效。

如不知变通，滥施蛮补，常可出现胀满不饥，或食欲不振诸症，从而导致食量减少，气血之资源不足，纵使参茸杞地丘积于前，也是难免“求全之毁”的。

所谓“补而不滞”，系指补药不碍脾之运化、胃之受纳而言。补剂中佐以行气或消导之药，是用来调畅气机、醒脾开胃的。如此，可使药物和较多的食物营养共同来充实身体的匮乏，则消散药实际是间接的补药了。

然而，虚损毕竟当补，行气或消导药参与补剂之中，仅是防止补药可能出现的副作用或兼治他症而已，不能直接治疗虚损，故消散药在补剂中所占的比例，一般不应超过 1/3，否则，会犯虚虚之戒，导致不良后果。

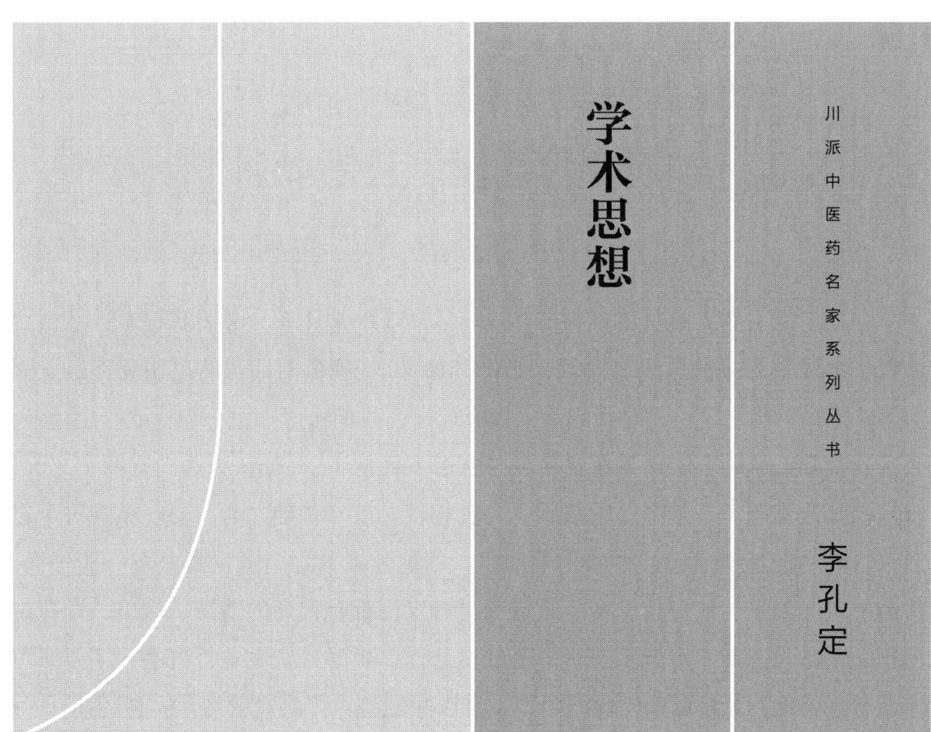
学术思想
川派中医药名家系列丛书
李孔定

一、治学精神

1. 多闻广识，夯实基础

李孔定常引唐人魏征的话教导后学云："'求术之长者，必固其根本；欲流之远者，必浚其源泉；思国之安者，必修其德义。'魏征的话虽然是用《诗经》兴的手法来谈治国之道，但对我们治学确有启发，我们可以加上一句：欲医之精者，必实其基础，基础不实而欲医之精，是犹恶湿而居下。"他认为基础有两个方面，一是古汉语基础，一是中医学基础。二者相较，前一基础尤为重要。纵观古今之名医，无一非饱学之士，仲景多闻博识，华佗兼通数经，近世萧龙友、蒲辅周、岳美中、秦伯未、任应秋、程门雪诸师对古汉语都有很高的造诣。所以，李孔定反复强调，为医者，不但要深研中医经典著作，更要博览文史哲诸书，还要研习古今名医著述、医案和现代科技知识，借以开阔眼界，启迪思路，提高医技。

李孔定最大的嗜好是读书和买书，家有上万册藏书，逛书店是他最大的爱好。一段时间不去书店便梦萦魂牵。他买的书从古今医学典籍，到文、史、哲、书法、美术、名人传记，无所不包。除自己购书外，还经常购书奖励学生。尽管诊务和政务繁忙，但在家时常手不释卷，细心研读、批阅、记录，即使假日也不放过。正如他在《元日攻书》一诗中云："元日攻书意正闲，芸窗独学静而安。髫年有志穷经史，终岁无方避馁寒。四纪春秋忘孔孟，半身精力事岐轩。欣逢盛世开胸胆，勇献刍荛学少年。"他孜孜不倦地读书学习，既奠定了坚实的文、史、哲等多学科知识，又不断撷取医学精华和现代科学技术，使他的知识永远保持在最新水平上。尽管现在年事已高，但仍能吟诗作赋，出口成章，引经据典，脱口而出，如数家珍。他还善于捕捉不断变化的疾病谱，不断地总结研制出治疗糖尿病、痛风等现代疾病的有效治疗方法。

他认为，只有熟读和精思，奠定扎实的基础，才能融会贯通，推陈出新，达到学术上炉火纯青的境界。

2. 博采众长，不拘门户

李孔定治学，上遵《黄帝内经》《难经》《伤寒杂病论》，下承历代各家流派，冶众长于一炉，不存在门户之见。在理论上精研《黄帝内经》，熟谙《伤寒杂病论》，重视温病，有多篇研究论文发表。对经典著作中深奥难明之处，提出了颇有见地的阐述，可谓博大精深。他认为，疾病千变万化，前人的经验必须尊重，善于吸取，后世的经验、成果亦当学习掌握应用。不论经方时方，应当学无成见，唯善是从。只有广收博采，并行不悖，精益求精，临证方可左右逢源，才能造就真正的大医。

临证时，既善于应用经方治疗危急重症和疑难杂病，又对多数历久不衰、组方有法、疗效确切的时方广为应用，还善于搜集、使用民间单验方以及现代科研成果。如治脾虚，每效法东垣，益以甘温；而于胃阴不足之症，则效法叶桂，药用甘凉清润之沙参、百合、石斛等品；治疗温病则时时注意顾护津液，认为津液的存伤决定邪热的进退。

李孔定还倡导中西医互相学习，取长补短，在工作中常与当地西医专家切磋医道。他认为，中医要现代化，不但要吸取现代医学知识，而且要将中医理论与自然科学结合起来，借以提高中医学术水平。他曾在一首七律诗里写道："泰西医学充吾短，皇汗文章益彼长。"他临证时常借助现代实验检测手段，综合权衡，准确辨证，恰当施治，常挽危逆于顷刻。

3. 严谨敬业，注重医德

医疗工作是圣洁的事业，其主要任务是治病救人，除了具备精湛的医术外，还应具有高尚的医德。早在唐代，著名医家孙思邈就提出了医家必须具备的道德准则，称有高尚医德的人为"苍生大医"，视违背医德的人为"含灵巨贼"。李孔定认为，医者必须具备对病人的同情心，不畏艰苦，不避寒暑，把病人的痛苦，当作自己的痛苦，将病人的利益置于专业实践的中心，真诚地为每一个病患服务。李孔定在几十年的医疗工作中，对所有的病患均一视同仁，有求必应。他虽已高龄，医名显赫，行政兼职多，仍一如既往，不知疲倦地坚持在临床第一线。每天求诊病患甚多，使他应接不暇，但无论多忙，他都认真负责地接诊每一位病患。工余饭后，街头路尾，他义务诊治了大量的病患，从未收取病人的报酬。对于经济困难者，常常解囊相助，为病人支付药费。这种普救含灵之苦，大慈恻隐之心，颇有大医风度。

李孔定力倡为医者要处理好“利”与“义”的关系，常以唐代医家孙思邈“欲救人则学医则可，欲谋利则行医则不可”之言教导后学，要求为医者做到为医清廉。

清·王世雄在《回春录·序》中指出：“医者生人之术，医而无术，则不足以生人。”李孔定认为医学是一门深奥、广博的学问，为医者要精通自己的业务，具有精湛的医术，必须具有刻苦钻研的学风和忠于事业的献身精神。现代科技，日新月异，若满足现状，不求广知，必然落后于形势的发展，解除病人的痛苦也就成为一句空话。他强调中医队伍内部要团结合作，尊重同行，互相学习，共同提高。要承认自己知识的局限，只要病人需要向各专业同行求助，则是分内之事。如果据守一家之言，诽谤同道，抬高自己，打击别人，是很不道德的。其结果会形成孤立，在学术上得不到进步。李孔定认为，陈实功的医家“五戒十要”是医者对同道应持的起码态度，做到“凡乡井同道之士，不可生轻侮傲慢之心，切要谦和谨慎。年尊者，恭敬之；有学者，师事之；骄傲者，逊让之；不及者，荐投之（《外科正宗》）”。做到对患者，至意深心；对同道，互相尊重，互相学习；对自己，常思不足，日猎新知。

二、经典钩玄

1. 精研《内经》，释疑解惑

李孔定对《黄帝内经》研习颇具心得，阐发精深，洞开疑窦。对《黄帝内经》中有关“精”“白汗”“不得隐曲”有独到见解，并对“五运六气”学说做了详细的解释。

（1）《黄帝内经》中的“精”有物质、精神两义

现代的中医书籍如《黄帝内经》注文和中医基础学等，多认为“精”的内涵包括：①泛指构成人体和维持生命活动的基本物质，又称为水谷之精、后天之精；②指生殖之精，即先天之精。二者的功能虽异，但均指细微难见的精微物质则同。这种揭示无疑是正确的。但根据《黄帝内经》和先秦、西汉的书籍所示，“精”在一定的语言环境中还具有与此不同的概念，即“神之初型”或“神之别

称”。它有时单独称“精”，有时与神、明、灵、气等组成精神、精明、精灵、精气等名称，名异而义同。现就《黄帝内经》和先秦、西汉古籍中部分有关“精”为精神意识之文讨论于后。

《黄帝内经》中的有关记载：

《素问·移精变气论》：“余闻古之治病，唯其移精变气，可祝由而已。”“移精变气”，是用转移病人精神的方法去改变混乱的脏气的意思，故吴昆注为：“移易精神，变化脏气。”《素问·生气通天论》：“阴平阳秘，精神乃治；阴阳离决，精气乃绝。”这里的“精神”“精气”是同义词，都是指精神意识而言。以上的“精”均为“神之别称”。

《灵枢·本神》：“何谓德气生精、神、魂、魄、心、意、志、思、智、虑，请问其故？岐伯答曰：天之在我者，德也，地之在我者，气也，德流气薄而生者也。故生之来谓之精；两精相搏谓之神；随神往来谓之魂；并精而出入者谓之魄；所以任物者谓之心；心有所忆谓之意；意之所存谓之志；因志而存变谓之思；因思而远慕谓之虑；因虑而处物谓之智。”本条把精神意识活动分为十个层次，无谈形体物质之意。这里的“精”是随形体一起来到人间的，是“神之初型”，故曰“生之来谓之精”。待与物质的水谷之精“两精相搏”之后，始能渐进而为“神”。但“精”是有其独立性的，比起魂、魄要依附精、神才能活动来要灵异一些，故曰“随神往来谓之魂，并精而出入者谓之魄”。或谓“注家们对‘生之来谓之精’都解释为生命来自生殖之精，又当何说？”李孔定认为这不能只看“生之来谓之精”一句。如果把这一句的上下文联系起来看，问题就很清楚了。上文说人的形体、生命来源于“德流气薄”，本篇讨论的主题是“神”，所以交代了人的来历后，下文对形体类就置而不论，只论精神活动的各个层次及其与生理病理的关系了。

注家把“天之在我者，德也，地之在我者，气也，德流气薄而生者也”中的“德”，解释为“大自然的气候、日光、雨露等”；其中的“气”解释为“地面的植物、水分等生活必需条件”。这样解释固足以言之成理，但问题在于，这三句是说明形成人的条件，而非说明出世之人的生存条件。人之未存，何缘享受天地的赐予？李孔定认为这里的“德”，应作“精之基础”解，即灵异之气，可以发展成“精”；这里的“气”，应作“形之基础”解，即精微之物，可以发展成“形”。

这里的“天地”是指代成“神”的清阳之气和成“形”的浊阴之气。

故《素问·生气通天论》说的“生之本，本于阴阳”，便是很好的解释。而《管子·内业》“凡人之生也，天出其精，地出其形，合此以为人”，《淮南子·精神训》的“夫精神者，所受于天也；而形体者，所禀于地也”，更具体地说明了这一问题。

《灵枢·大惑论》：“五脏六腑之精气皆上注于目而为之精。”张玉珍《灵枢语译》注：“精，指的精明视物之功能。”并引张景岳《类经》注“为之精，为精明之用也”为其立论根据。这里的“精”也是“神”之代称。

诸子书中的有关记载：

《周易·系辞》：“精气为物，游魂为变，是故知鬼神之情状。”把精气与游魂并提，因二者同是指精神而言，只是有层次之别而已，故高亨注：“精气犹灵气也。”

《管子·心术下》：“一物能变曰精，一事能变曰智。”而在同书的《内业》则说：“一物能化谓之神，一事能变谓之智。”显然是把“精”与“神”当作同一概念的。同篇“敬除其舍，精将自来”句，赵守正注：“此处的精，与神所指相同。”同篇又云：“精之所舍，知之所生。”更清楚地阐明了精与智的关系。

此外，宋玉《神女赋》“精交接以来往兮”，《史记·扁鹊仓公列传》“因欲歙歔服臆，魂精泄横”，《淮南子·原道》“精通于灵府，造化者为人”中的“精”，都是“神”之别称。

不少学者认为，《黄帝内经》非一人之手笔，肇始于东周，完成于西汉。《黄帝内经》与同一时期各家著作的学说思想和文辞概念都会相互渗透、相互模拟。故东周至西汉年间的各家著作，有不少内容和文句都与《黄帝内经》相同或相似。“精”关系到人的生长壮老已和病苦康强，最易引起各派学者重视，概念自当一致。即诸子和《黄帝内经》都对不同语言环境中的“精”，分别赋予精微物质（包括先天之精和后天之精）和精神意识两类概念。这一点是值得充分重视的。

（2）《黄帝内经》白汗小议

白汗之名，就医经而言，首见于《素问·经脉别论》，其文曰：“一阴至，厥阴之治也，真虚痛心，厥气留薄，发为白汗。”历代医家见仁见智，对“白汗”

一词曾做多种解释。如吴崑认为是“汗色白”，丹波元简认为是“魄汗”，近世医家或认为是自汗，或认为是身汗，或从丹波氏说。次见于《金匮要略·腹痛寒疝宿食病脉证并治》，其文曰：“寒疝绕脐痛，若发则白汗出，手足厥冷，其脉沉者，大乌头煎主之。”古今医家对“白汗”或解为“大汗”，或解为“冷汗”。我们认为，解为“汗色白”纯属顺文释义，循环自注，毫无意义；解为“身汗”，解如未解；解为“魄汗”，义无依据；解为“自汗”“大汗”形是实非，因《黄帝内经》对“大汗”只有“汗大泄”(《素问·决气》等)、“汗出太甚”(《素问·热论》等)、“漉漉之汗”(《灵枢·五禁》)、“多汗”(《素问·痹论》等)、“灌汗”(《素问·脉要精微论》)等名称，“白汗”之名仅见于上述一篇。《伤寒杂病论》屡见“大汗”“自汗”之名。“白汗”仅在《金匮要略》上述之篇出现，其不同于“大汗”“自汗”事实昭然。“冷汗”之名，晚出于宋·朱肱《类证活人书》，上述三经未见。那么，“白汗’一词，究竟应作何种解释呢？窃以为“白汗”应是骤发骤停与情绪体力有关的“量多质冷”之汗。骤发的原因，一是突发内脏剧痛，如上举《素问》《金匮要略》所列的两个病例便是。急痛必须急治，量多而冷之汗随剧痛而来，剧痛去则汗立停。二是体力难支、心情极度紧张，如《战国策·楚四·汗明见春申君》：“夫骥齿至也，服盐车而上大行，蹄申膝折，尾湛胕溃，漉汁洒地，白汗交流。”《淮南子·修务篇》：“奉一爵酒不加于色，挈一石之尊则白汗交流。”骥的特长是驰远而非负重，今用之不当(用其所短去拉盐车上太行山)，自然既精疲力竭，又心情紧张，怎会不逼出一身大汗冷汗来？解下肩上负，则汗立止；捧一杯酒，会不知不觉过去，如要提起装满了一石(dàn音，一石是十斗，合50kg)酒的容器(尊)，必然会既用尽全力，又心情紧张，怎么会不逼出一身大汗冷汗来？放下手中物，则汗立止。三是勃然大怒，如《晋书·卷九四·夏统传》：“闻君之谈，不觉寒毛尽戴，白汗四匝，颜如渥丹，心热如炭，舌卷口张，两耳壁塞也。”夏统其人与不为五斗米折腰的陶渊明是同一时代的，对“浊世”深恶痛绝并逃避“浊世”的隐逸之士。当时有人劝他去攀缘权贵，谋取一个府或郡的官员来当，以展示他的才华，何苦屈居于山野打柴耕田既劳且贫呢？这便激起了他不满现实由来已久的愤懑情绪：气得竖毛卷舌，面红耳闭，大汗冷汗直流。气解汗立止。

那么，何以不直名大汗或冷汗，而特名“白汗”呢？因为大或冷都不能单独全面表达此汗的性状和它发作的身心状态。文言尚简，“白”之一字便可涵盖此因果概况。白，可作“大”解，如《汉书·诸侯王表二》“陈吴奋其白挺”就是陈胜、吴广愤然而起，举起大（白）棒（挺）打秦统治；白，又可作“冷”解，《说文·白部》“白，西方色也，阴用事，物色白”，意即寒凉（阴）主令，物的形色亦同；白，还可作无故而得解，如“白吃白喝”，汗或由天气大热（暑）而出，或因患某种高热病和阴虚、阳虚证而出，今四者皆无而出之，故于“汗”首冠一“白”字。由此可见，白汗是由内在之急迫和外在之大（多）、冷组合而成名，非大汗、冷汗等所能代之。

（3）《黄帝内经》五运六气学说初识

五运六气学说（简称“运气学说”），首见于《素问》的《天元纪大论》《五运行大论》《六微旨大论》《气交变大论》《五常政大论》《六元正纪大论》《至真要大论》诸篇，认为一岁中五运六气的变化，对人类和自然界其他方面有直接的影响，与当年或某个节气某种疾病的变化、病势的轻重有直接的关系，从而定出各种经得起客观实践检验的、至今仍然沿用的治疗法则。因其内容丰富，涉及面广，所以都用“大论”标其篇名。

宋元以至明清，运气学说被广泛地应用于中医学，为预防和治疗疾病的理论依据之一。北宋时期的《圣济总录》，明朝初年的《普济方》等书都把运气学说列在卷首。明代张景岳的《类经》专辟“运气类”一项，备引《黄帝内经》有关论述，详加注释和阐发。清代吴谦等编的《医宗金鉴》亦列“运气”专篇，对运气学说的有关内容做了简要的说明。高明如刘河间、张元素、叶天士、吴鞠通诸贤，皆对此学说有深刻的研究，并用之指导临床实践。刘河间说：“不知运气而求医无失者，鲜矣。”马莳说：“《五运行大论》……《至真要大论》诸篇，皆论五运六气南北政，凡天时、民病、人事等义，至详至备，为医籍中至宝。”足见不少医家对于运气学说都是十分重视的。

但气有常变，病有盛衰，所以有时会有“某气司天属阴寒，今反炎热；某运太过，今反不及”的情况出现，以致有的医家则持“运气不足凭”之说，谓运气学说“其实无关医道”，如缪仲淳、张飞畴等人便是。

《黄帝内经》在论证“运气”对于疾病的发生有密切关系的同时，对于不按“运气”规律发病的问题，也做了详细的说明，归纳起来，约有以下几点：

一是相同的邪气，可有不同的程度。如《素问·六元正纪大论》说："余司其事，则而行之，不合其数何也？"岐伯曰："气用有多少，化治有盛衰，盛衰多少，同其化也。"此言六气致病的作用有多有少，化而为病即有盛有衰。多者盛而少者衰，是病邪与化出的证候情况一致的反应。

二是病势的轻重，可由误治而成。如《素问·六元正纪大论》说："岐伯曰：'……发表不远热，攻里不远寒。'帝曰：'不发不攻，而犯寒热，何如？'岐伯曰：'寒热内贼，其病益甚。'"指出这种寒热重症完全是人为的，与"运气"无关。

三是致病之气，不一定按"运气"的规律出现。如《素问·至真要大论》说："时有常位，而气无必也。"明确地指出了非其时亦会有其气。

四是五运六气固然可以影响气候，但地理环境却是决定气候的重要因素。如《素问·六元正纪大论》说："至高之地，冬气常在，至下之地，春气常在，必谨察之。"所以，必须时、地互参，不能单纯强调一面。

五是治疗法则，应以具体的病证为依据。如《素问·至真要大论》说："气有高下，病有远近，证有中外，治有轻重，适其至所为故也。"所以，宋代的《三因方》《圣济总录》等书，按年辰运气列出方药的做法，显然是片面的。

此外，近世防疫工作的普遍开展，阻止了某些疾病的发生和流行，打破了部分疾病原定的发生、流行规律。

所以，我们既要重视运气学说中揭示的发病规律，又要具体情况具体分析，不要"唯务按图索骥"。张景岳以其亲身体验，一方面肯定"五六之气，逐气推测，则彼此盈虚，十应七八"。另一方面又认为"徒欲以有限之年辰，概无穷之天道，隐微幽显，诚非易见"。是值得我们借鉴的。

《素问》八十一篇中，专论"运气"者虽然只有七篇，但这七篇所占的文字数量，即约占《素问》全书的1/3，要想从这样浩繁的卷帙中去找出五运六气的规律和应用方法，难度是比较大的。但根据《素问》有关"运气"诸篇所示的精神，运气学说的核心是六气司天在泉、客主加临、五运三气三部分，也是运气学说的三大重点、难点。突破了这三个重点、难点，其他问题也就迎刃而解了，或不需另解而解已在其中了。现就这三部分的有关内容做一简要介绍。

①六气司天在泉

a. 释义

司天在泉和它们的左右间气，称为客气，亦名天气。共分六步。主岁的气，称为司天，位当三气；与主岁相对的气，称为在泉，位当终气。司天之左为左间气，司天之右为右间气；在泉之左为左间气，在泉之右为右间气（图 1）。

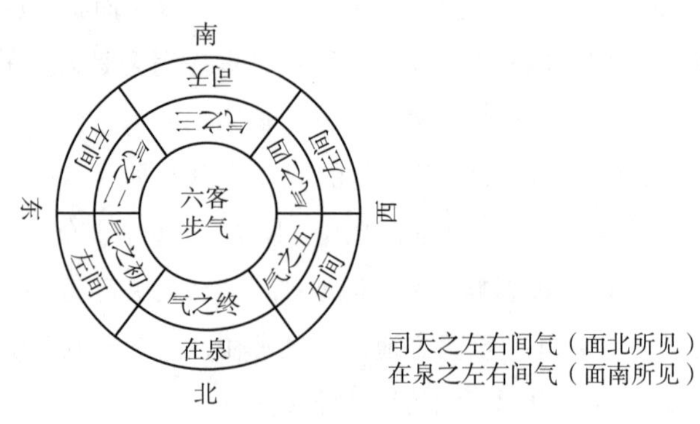

图 1　六气司天在泉

b. 干支甲子

干，亦称天干，其数有十，即：甲、乙、丙、丁、戊、己、庚、辛、壬、癸。

支，亦称地支，其数十二，即：子、丑、寅、卯、辰、巳、午、未、申、酉、戌、亥。

甲子：是由干支相配而成。天干在上，地支在下，按序相加，天干循环六次，地支循环五次，便是甲子一周。周而复始，用以纪年纪日。因其第一次配合是天干的“甲”和地支的“子”，合而为“甲子”，故名为“甲子”。《素问·六微旨大论》说：“天气始于甲，地气始于子，子甲相合，命曰岁立。”就是这个意思。现列表如下，以利说明。

c. 司天之气是从年支的属性产生的，即：

子午——少阴君火　　丑未——太阴湿土

寅申——少阳相火　　卯酉——阳明燥金

辰戌——太阳寒水　　巳亥——厥阴风木

凡逢子逢午年，都是少阴君火司天。逢子，如甲子、丙子、戊子、庚子、壬子五年，都是少阴君火司天；逢午，如甲午、丙午、戊午、庚午、壬午五年，也都是少阴君火司天。

凡逢丑逢未年，都是太阴湿土司天。逢丑，如乙丑、丁丑、己丑、辛丑、癸丑五年，都是太阴湿土司天；逢未，如乙未、丁未、己未、辛未、癸未五年，也都是太阴湿土司天。

干支	甲子	乙丑	丙寅	丁卯	戊辰	己巳	庚午	辛未	壬申	癸酉
干支	甲戌	乙亥	丙子	丁丑	戊寅	己卯	庚辰	辛巳	壬午	癸未
干支	甲申	乙酉	丙戌	丁亥	戊子	己丑	庚寅	辛卯	壬辰	癸巳
干支	甲午	乙未	丙申	丁酉	戊戌	己亥	庚子	辛丑	壬寅	癸卯
干支	甲辰	乙巳	丙午	丁未	戊申	己酉	庚戌	辛亥	壬子	癸丑
干支	甲寅	乙卯	丙辰	丁巳	戊午	己未	庚申	辛酉	壬戌	癸亥

其余八支年，仿此定出司天之气。

d. 六气司天，在泉相配，年年不变

少阴君火司天，阳明燥金在泉；

太阴湿土司天，太阳寒水在泉；

少阳相火司天，厥阴风木在泉。

反之，阳明燥金司天，少阴君火在泉；余皆仿此倒换。

e. 客气的运行规律

司天在泉六气的运行规律，是按一阴（厥阴）→二阴（少阴）→三阴（太阴）→一阳（少阳）→二阳（阳明）→三阳（太阳）→一阴（厥阴）的顺序进行的。

我们回头再看司天在泉相配，便可发现少阴司天，阳明在泉，阳明司天，少阴在泉，是二阴配二阳；太阴司天，太阳在泉，太阳司天，太阴在泉，是三阴配三阳；厥阴司天，少阳在泉，少阳司天，厥阴在泉，是一阴配一阳。

在六步推移上，常以在泉定位，依上运行规律递进。举例己未年予说明。

己未年，检视前面的规律，可知是太阴湿土司天；三阴应配三阳，可知是太阳寒水在泉。六气的运行顺序即为图 2。

f. 客气的六步主时

司天、在泉之气，合称“主岁”，意思是说两者的气共主一岁。《素问·六元正纪大论》说：“岁半之前，天气主之；岁半之后，地气主之。”由此可知，司天之气主上半年（一至三步），在泉之气主下半年（四至六步）。其余四气各主一步（六十日又八十七刻半），《素问·至真要大论》说：“主岁者纪岁，间气者纪步也。”就是指此而言。

五运六气的初之气是从头年大寒节开始的，经立春、雨水、惊蛰而交二之气。

二之气从春分开始，经清明、谷雨、立夏而交三之气。

三之气从小满开始，经芒种、夏至、小暑而交四之气。

四之气从大暑开始，经立秋、处暑、白露而交五之气。

凡逢丑、逢未之年，皆如图 2 所示，其余各年皆从司天之气，定出在泉之气，再从在泉之气向左间循序推移。

五之气从秋分开始，经寒露、霜降、立冬而交终之气；

终之气从小雪开始，经大雪、冬至、小寒而尽一岁。

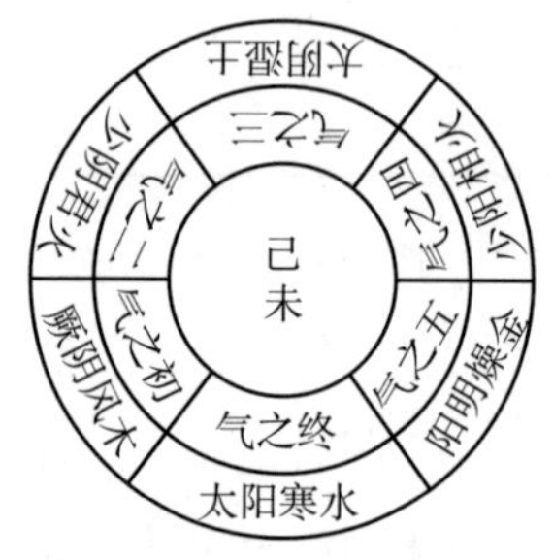

图 2 六气的运行顺序

以己未年为例，从去年（戊午）十二月二十三日（大寒始）起，至（己未）六月三十日（小暑终）止，为司天的太阴湿土之气所主；从六月三十日（大暑始）起，至十二月初四日（小寒终）止，为在泉的太阳寒水之气所主。

②客主加临

客气，前面已做了介绍，现在得先从主气谈起。

主气，亦名地气，是分主四时二十四节气的气。始于厥阴风木，终于太阳寒水，年年不变（图 3）。

从图 3 可以看出，主气的运行规律，是按五行相生的次序进行的，不过“火”分君火、相火就是了。

主气的六步主时，与前客气六步主时相同，即每步各主四个节气，经时六十日又八十七刻半。

客主加临，就是把每年轮转的客气加在固定的主气之上。其法是以司天客气，加于主气的三气之上，其余五气按前“客气的运行规律”依次相加，现以 1979 年（己未年）为例，设图以示（图 4）。

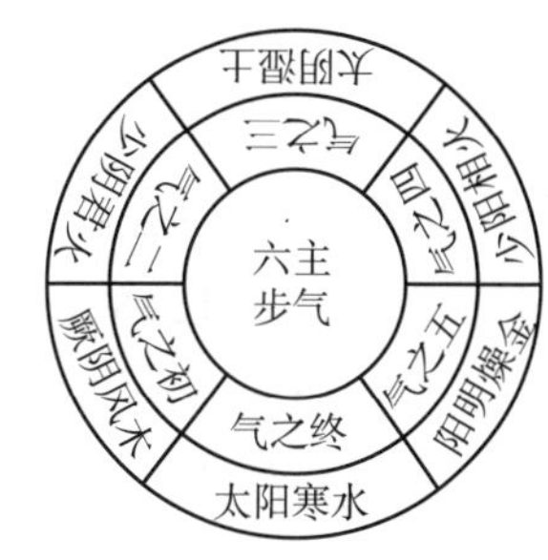

图 3　主气的运行规律

客气主气六步分别加临以后，要看客主之气是否相得。

客主之气相生，或客主同气，便为相得。

客主之气相克，则有两种情况：主气克客气，为不相得。客气克主气为相得。《素问·至真要大论》说：“主胜逆，客胜从。”就是这个意思。

相得为正常之气，不相得为致病之气，故《素问·五运行大论》说：“气相得则和，不相得则病。”

除了相得、不相得以外，还有顺、逆之分。

客气生主气为顺，客气大于主气（客气是少阴君火，而主气是少阳相火）亦为顺，反之为逆。

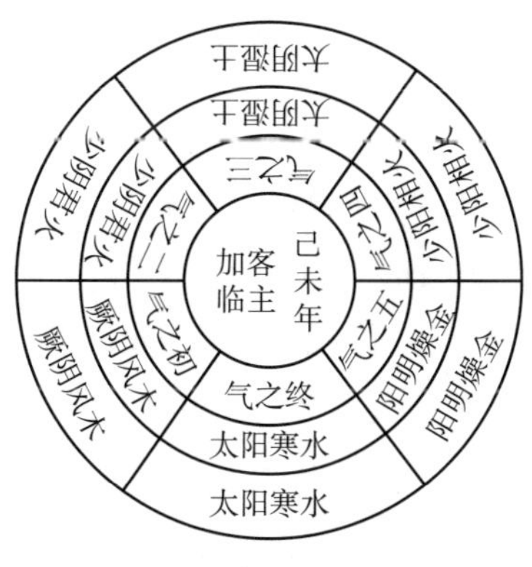

图 4　客主加临图

外圈的六气是客气，中圈的六气是主气。顺、逆，与相得、不相得同义，只不过有程度之差而已。

从图 4 可以看出，己未年的三之气是少阳相火生太阴湿土，是主气生客气，故应为“逆”。按此规律推测，则在己未年的 5 月 21 日（农历四月十五日）交小满之日起，至农历六月初三交小暑节止的一段时间内，脾湿、风火一类疾病应较多出现；二之气虽为客主同气，属于相得，但客主的少阴君火相值，火气太甚，容易引起温病流行，故《素问·六元正纪大论》说：“丑未之岁，二之气，温厉大行，远近咸若。”今年的二之气，是公历 3 月 21 日交春分节起，至 5 月 21 日小满终末止的一段时间。四之气是客主为顺，其余一、五、终之气都是属于“相得”的客主同气，按运气规律，就不会有疾病大流行的情况发生了。

③五运三气

木、火、土、金、水五气运行，是为五运，五运有太过、不及、平气三种不同之气，故有“五运三气”之称。

五运之气是十干化合而来，即：

甲己——化土运　　乙庚——化金运

丙辛——化水运　　丁壬——化木运

戊癸——化火运

按照十干配五行的规律，则是甲乙属木，丙丁属火，戊己属土，庚辛属金，壬癸属水。而十干化运为什么又不相同呢？《素问·五运行大论》解答了这个问题，其文曰：“丹天之气，经牛女戊分；黅天之气，经于心尾己分；苍天之气，经于危室柳鬼；素天之气，经于亢氐昴毕；玄天之气，径于张翼娄胃。”现设图以示其意（图 5）。

从图 5 可以看出，四方的地支代表着四季的十二个月，从正月的寅始，至腊月的丑终；四方的天干，为五行的方位所属，从东方的甲乙始，至北方的壬癸终。

丹天之气，即红色的火气。传说古人观天时，见有红色的云气横亘于牛、女、奎、壁四宿之间，在十干适当戊癸的方位，故凡逢戊逢癸之年，便是火运主事，是为戊癸化火。黅天之气，即黄色的土气；苍天之气，即青色的木气；素天之气，即白色的金气；玄天之气，即黑色的水气。

甲己、乙庚、丙辛、丁壬诸干所化，其根据都同戊癸化火之说。

十天干中，甲、丙、戊、庚、壬为阳，其所化之气为有余，为太过；乙、丁、己、辛、癸为阴，其所化之气为衰微，为不及。所以，甲己虽同为土运，但甲为阳土，为土运有余、太过；己为阴土，为土运衰微、不及。其余乙庚金运、丙辛水运、丁壬木运、戊癸火运，都可根据其阴阳属性隅反。

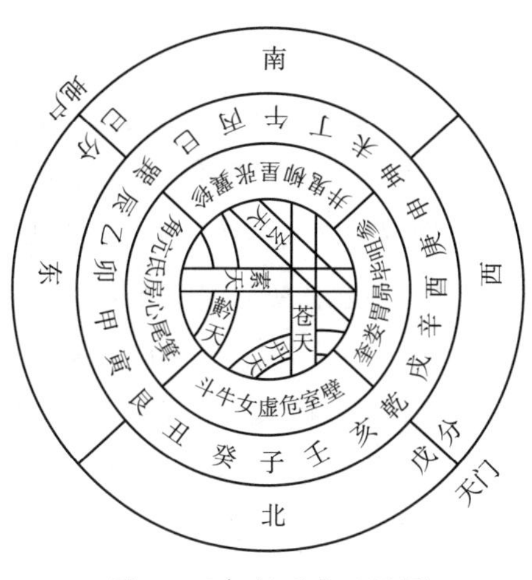

图 5　五气经天化五运图

既非太过，又非不及，叫做“平气”。

十天干中阴阳各五，所化之气，不是太过就是不及，二者必居其一。那么，平气又是如何形成的呢？张景岳《类经图翼》说：“运太过而被抑，运不及而得助。”便正确地回答了这一问题。被抑，即被克的意思，太过的运受到克制，就成为“平气”了；得助，即得到帮助的意思，不及的运受到相同的气（运）的帮助，也就成为“平气”了。

被抑和相助，均可从三方面来：一是从同年的地支之气而来；二是从当年初之气大寒节的第一天的天干化运而来；三是从当年初之气大寒节交节时刻的天干化运而来。

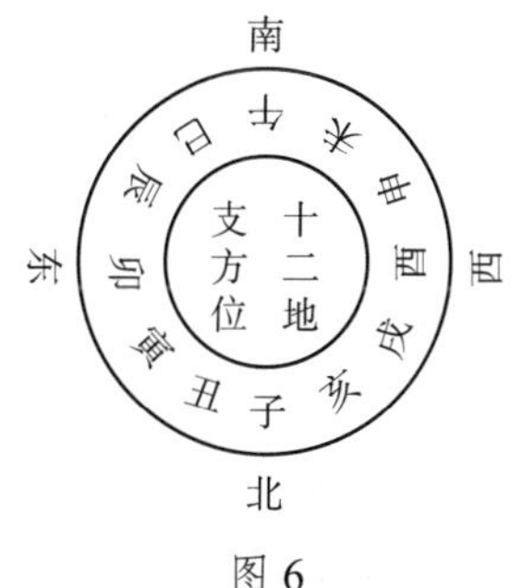

图 6

从同年地支之气而来的，如：

癸巳年：癸为阴干，为火运不及，但巳居南方属火（图 6），不及的癸火，得巳火之助，便成为“平气”了。

庚午年：庚为阳金，为金运太过，但午是君火，太过的庚金，被午火所克，也就变为“平气”了。

从交节的日、时天干运化而来的，如：

乙年：乙为阴干，为金运不及，如遇初之气的大寒交节之日或交节之时“庚”，“庚”亦化金，不及的乙金，得庚金之助，便成为“平气”了。如交节之日或时是“乙”，也算得助，使不及的乙金，一变而为“平气”了。

太过之年，本运之气即为致病之气，不及之年，相克之气则为致病之气。甲年为土运太过，如未被抑，则湿土之气容易为灾；己年为土运不及，如未得助，则风木之气易乘土而致病。平气则气候协调，疾病较少。

再以己未年为例。以年干言，己为阴土，土运不及；但从年支看，未为太阴湿土。不及之己土，得未土之相助，便成为平气了。按此预测，今年可无疾病大流行。但二之气和三之气会有一些波动，已如前述。

疾病的发生、流行，由于种种原因，不一定完全如“运气”规律所定，已如前述。而为什么文中所举疾病发生、流行的例子，均按“运气”规律进行推断呢？因为五运六气的道理还有待于我们进一步去了解，它与发病的关系还有待于我们进一步去探求和掌握，故旨在以此质诸同道，共同从客观实践中加以验证，总结经验，提高认识。

④小结

a. 本文从《黄帝内经》浩繁的运气学说篇幅中重点揭出六气司天在泉、客主加临、五运三气的一般规律，并说明它们与发病的关系。这样，可使人们对运气学说的基本内容一览无遗。

b. 本文认为运气学说一般可以推测某些年、节会有某些疾病的发生，但有各种原因可以使之例外，其中不少问题，还有待进一步研究。

c. 文中对运气学说中的五音建运、太少相生、天符、岁会等未予提及。但它们的作用仅在于说明阴阳的更代、病邪的微甚等，含义不很深奥，要了解它们也很容易，本文限于篇幅，故不涉及。

（4）《黄帝内经》“不得隐曲”说意

《素问·阴阳别论》云：“二阳之病发心脾，有不得隐曲，女子不月，其传为风消，其传为息贲者，死不治。”其大意是说，二阳之病（胃病）的发生，多由思虑过度，损伤心脾而致。脾与胃同居中焦，属土，故脾伤可累及于胃；心为君主之官，为一身之大主，主不明则十二官危，故心伤可影响到胃。

胃为水谷之海，胃伤则纳减，纳减则精血之源不足，形成精衰血少，其表现出来的症状，在男子可有“不得隐曲”，在女子可有“不月”。病情进一步发展，都可变为“风消”“息贲”等危重之证。

“不得隐曲”句，全国中等卫生职业学校试用教材《古典医著选》词解为“曲折难言的隐情”，语译为“难以告知的心事”，解和意的词句虽有不同，但其意思则一，都是从情志方面而言的。这与南京中医学院（现南京中医药大学）医经教研组编著的《黄帝内经素问译释》（1959 年 6 月上海科学技术出版社出版）的解译完全一样。如此解释，李孔定认为有提出商榷的必要。

①单就“隐曲”言，解释为“曲折难言的隐情”固无不可，问题在它的前面尚有否定词“不得”。“得”，能也，不得即“不能”。全句按语序译出，即为“有不能曲折难言的隐情”，如此，则成为谁也看不懂的一个句子。

②信如教材所解，则因思虑过度引起的“二阳之病”，仅能影响到女子的月经，于男子则不会衍生他病，这与临床事实不相符合。

③既言“二阳之病”发自心脾，其原因属于七情范畴，当然包括了“曲折难言的隐情”在内，因心为精神之所舍，一切情志变化，心都起着主导作用。在情志变化的结果，已经形成了“二阳之病”之后，就宜直书其病情，用不着重复其病因了。

所以，历代许多注《素问》的医学名家如王冰、张景岳、李念莪、张志聪、高士宗诸贤，都把此处的“不得隐曲”解为“不得为房帏之隐曲也”或“隐蔽委曲之事，不能为也”。词语虽有不同，意思则完全一样。用现代的话说，就是性欲减退，无力行房。临床上因思虑过度或其他原因导致的胃病，病情发展到一定阶段，可以导致无力行房，是不难理解的。

王冰等人所说的“委曲”不能释为“委屈”“冤抑”，应释为“隐蔽不显”。如《后汉书·班彪传》：“细意委曲，条例不经。”其“委曲”一词，便是后者之意。

《素问》用“隐曲”一词共有五处：《素问·阴阳别论》二处，则为“不得隐曲”;《素问·风论》一处，则为“隐曲不利”;《素问·至真要大论》二处，一为“隐曲不利”，一为“隐曲之疾”。五处“隐曲”的解释，历代不少注家联系上下文义，或解为行房，或解为小便，是完全正确的。但这两种解释都非“隐曲”的本义，而是古汉语的“词类活用”，其本义是外生殖器。《唐书·安禄山传》:“隐曲常疮。”张志聪在《黄帝内经素问集注》里对“隐曲”的解释是“隐曲者，乃男女前阴之处，故曰隐曲，谓隐蔽委曲之处也”(见该书《素问·至真要大论》“隐曲之疾”注)，均可为证。把外生殖器称为“阴”，与“隐曲”之义完全相同。《灵枢·经筋》所说的“阴器不用”与“不得隐曲”之义也完全相同。文言文中把名词活用为动词是一种常用的语法规律。故把名词“隐曲”活用为动词“行房”“小便”，自是毋庸置疑之事了。

2. 推崇仲景，探微索隐

李孔定推崇仲景学说，对《伤寒论》《金匮要略》颇多研究，已发表十余篇研究论文，现撮其要如下。

(1) 对《伤寒论》厥阴病的看法

对于厥阴病的病机，李孔定认为，厥阴是伤寒病，也是温病的最后阶段，是足厥阴肝的病理反应，病机以阴阳气血衰竭为主，偶兼邪气内伏。症状以厥为主，发热下利为次，余症可伴随存在。其厥证及厥热下利，有寒、热、寒热错杂三种。厥热并见证中之“厥”不一定都是寒证，热也不一定都是热证，必须根据全身情况参合舌脉，才能定出寒热的属性。

(2) 学习《伤寒论》应重视舌诊

李孔定常言,《伤寒论》是一部论述外感疾病辨证论治的专著，既有精辟的理论，又有丰富的临床经验。但因时代的局限，该书很少运用舌诊，这给某些证候的判断带来一定的困难，如38条:“太阳中风，脉浮紧，发热，恶寒，身疼痛，不汗出而烦躁者，大青龙汤主之。”从此条所述各症来分析，可以判断为“表寒实证”。因其中“烦躁”一症，除里虚寒、表里湿热可出现外，“表寒”证也是可以出现的。如48条“……当汗不汗，其人烦躁……更发汗则愈”，是说表寒证发汗不彻，表寒仍在，并见烦躁，宜更发汗则愈。所以，38条若无“舌质鲜红，舌苔白润”做支持，则“表有实寒，里有郁热”的论断是难以成立的。如症脉全如条文所述，若见“苔白舌淡”则完全是麻黄汤证了，何况“表寒里热”之证不一定都有烦躁，如麻杏甘石汤证和 39 条的大青龙汤证便是。

43 条："太阳病，下之微喘者，表未解故也，桂枝加厚朴杏子汤主之。"63 条："发汗后，不可更行桂枝汤，汗出而喘，无大热者，可与麻黄杏仁甘草石膏汤。"上两条的主要症状都有"喘""汗出"和"发热"，因桂枝汤解表必须是"有汗"和"发热"的，何以用方迥异？除了在脉象，特别是舌象上区别其寒热，确定其处方外，再没有其他依据可循了。

李孔定强调，《伤寒论》条文对于脉和证的叙述多用详于此而略于彼的手法，常须前后互参，才能见其全貌。至于舌质舌苔如何，应将所列之症、脉、方结合起来推断，特别是要从所列方药进行推断。汉末之际，舌诊之法尚未完备，这是历史的必然，所以《伤寒论》的条文应补充这一诊法，正确判断其证候，正确使用其方药。当然，不能在条文中增加舌象，只能在读到条文时心知其舌象，或在注释条文时补充其舌象就行了。这样，既保存了《伤寒论》的原貌，又丰富了《伤寒论》的内容，且扩大了《伤寒论》方药的应用范围，使之更好地为临床服务。

（3）正确认识《伤寒论》之脉象

王叔和《脉经》以前的方书，在论脉方面，是以何脉主何病，很少述及脉象，或述之很不具体。《伤寒论》中除三脉外，余脉皆未言脉象。因此，后世不少人用《脉经》确定的脉象去解释《伤寒论》中某些与《脉经》同名异义之脉，引起了一些混乱。李孔定认为《伤寒论》中缓、弱、促、急、代脉其含义即与《脉经》及其以后的脉学书籍对五脉所赋的含义不同，兹分述如下。

缓脉：《中医学基础》（以下简称《中基》）根据《脉经》以来的记载，述缓脉之象："一息四至，但脉的来势有缓慢之象。"王冰《素问·平人气象论》注曰："缓谓纵缓之状，非动之迟缓也。"《伤寒论》第 3 条中风证的缓脉亦不应从至数上去理解，而应从脉势上去理解。所以，25 条的脉洪大、57 条的脉浮数、234 条的脉迟均为桂枝汤的适应证，只是洪、数、迟中仍寓纵缓（松弛）之象罢了。

弱脉：《中基》"极软而沉细"，即沉细而又应指无力。但《伤寒论》42 条和 116 条均有浮弱之名，360 条和 377 条均只言弱脉，未及浮沉，可见在《伤寒论》里的"弱脉"只是说他细而无力，与脉的浮沉无必然联系。

促脉：《中基》"脉来多数，而有不规则的间隙"。《伤寒论》中的促脉凡四见，即21条、34条、40条、349条。根据各条的其他症状综合考虑，这些“促脉”应是比一般数脉为快的脉，不是“数中时止”的脉。如见下利不止，喘而汗出，且见数中时止的脉，是气津均已大伤，而用葛根之升散、芩连之苦降，又无扶正之参麦以补之，是不恰当的。

急脉:《中基》未载此脉，但《伤寒论》第4条有“伤寒一日，太阳受之，脉若静者为不传，颇欲吐，若躁烦，脉数急者为传也”的“数急”之脉，柯韵伯解释为“阴阳俱紧之互文”，颇有见地。《素问·平人气象论》有“死肝脉来急益劲，如新张之弦”“肝脉者，疝瘕、少腹痛”之文，前句言急脉发展到顶峰之形象，后句言肝脉急主病，皆可证柯氏释“急”为“紧”之说是正确的。《难经》在同一篇里把数脉、急脉分别进行论述，亦为急数之有别之一证。且文言以单音词为主，不大可能以双音词“数急”来叙述快速之脉，故脉“数急”即“脉数而紧”之意。

代脉:《中基》:“脉来缓弱而有规律的歇止，间歇时间较长。”《伤寒论》:“脉来动而中止，不能自还，因而复动。”未言歇止有规律。《脉经》“来数中止，不能自还，因而复动”亦未言歇止有规律，所言至数与《中基》相反。《黄帝内经》中屡见代脉之名，但在不同章句中的代脉，则有不同的含义。张景岳说:“代者，更代之与义，谓于平脉之中而忽见软弱，或乍数乍疏，或断而复起，盖其脏有所损，则气有所亏，故变若此，均为代脉。”(《类经·脉色类四》)张氏所说的代脉脉象，临床上经常可以遇到，且三种脉象常于一次脉诊中同时出现，而止有定数临床上却很少见到，故张氏之说信而有征。后世在至数上之分歧，都是各以其时所见而产生的。

(4)《伤寒论》琐谈

①释“太阳之为病”

《伤寒论》六经辨证的首条(阳明病篇列在第二条)都有“之为病”三字，而“太阳之为病”又居各“之为病”之首，故历代不少注家都对它做了解释，其余五经的“之为病”也就可以举一反三了。

历代注家对“太阳之为病”的解释颇不一致。如王朴庄《伤寒论注》说:“太阳之为病，寒水之气先病也。”《医宗金鉴》说:“太阳之为病，谓太阳膀胱经之所为病也。”《再注伤寒论》说:“之为二字，语气由上到下，直贯到恶寒止。”他们是从不同角度来对“太阳之为病”进行阐释的，都有道理。但如果从语法角度来进行分析，其含义就更为明确些。其关键问题在“之”字上。如果我们从“太阳之为病”五字中抽掉“之”字，变成“太阳为病”，则是一个主谓宾俱全的独立句子了。现就太阳病首条（也是《伤寒论》的第一条）条文进行语法分析：太阳为病，意即太阳经患病。太阳，是名词做主语；为，是动词做谓语，含有“患”的意思；病，是名词做宾语。如果加上“之”字，就变成大于词小于句子的“词组”了。“词组”不能表达完整的意思，所以不能独立存在，必须与其他词组结合，才能独立成句。句子的基本要求是要有主语和谓语，主谓语之间加“之”字失去了独立性，变为词组后，通常用做句子的主语。故“太阳之为病”条的结构为：

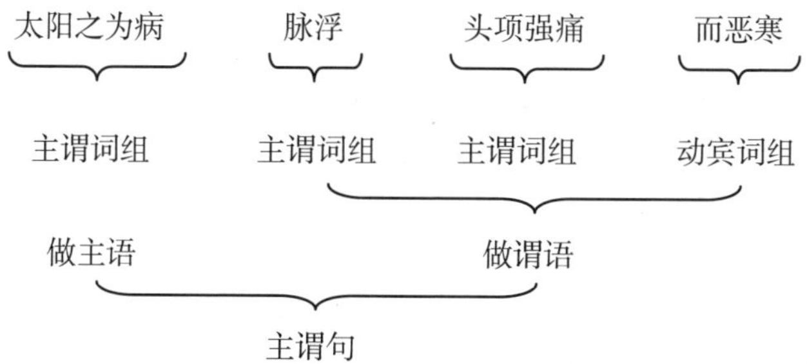

足见“太阳之为病”并无深义，只是取消“太阳为病”的独立性，以利引起下文说明该经的主要脉证罢了。其余阳明、少阳、太阴、少阴、厥阴五经的“之为病”条的语法分析，与此完全一样。

“之为”二字联用，其语法功能也有两种。如《孟子·告子上·奕秋》就出现过两处“之为”二字，前一处与后一处的语法功能完全不同：前一处“今夫弈之为数，小数也”的“之为”，是取消句子的独立性；后一处“唯奕秋之为听”的“之为”和“唯”联用是宾语提前的标志，意即“唯听奕秋”。二者应随上下文义严格加以区别。

②《伤寒论》的插笔（夹注）

在古今的文章中常运用“插笔”以说明与上下文似无关而实相关的事物。这种方法，既节省笔墨，又说明问题，是一种叙事兼注释的形式。如《战国策·齐策·邹忌讽齐王纳谏》中，邹忌与其妻妾的一段对话中就有两句“插笔”。其文说邹忌“朝服衣冠、窥镜，谓其妻曰：‘我孰与城北徐公美？’其妻曰：‘君美甚，徐公何能及君也！’城北徐公，齐国之美丽者也。忌不自信，而复问其妾曰：‘吾孰与徐公美？’妾曰：‘徐公何能及君也！’”这里的“城北徐公，齐国之美丽者也”就是用插笔的形式来解说徐公是齐国的美男子，以作“忌不自信”的基础。

《黄帝内经》中也可见到这种笔法。如《素问·太阴阳明论》有这样一段文字：“足太阴者，三阴也，其脉贯胃、属脾、络嗌，故太阴为之行气于三阴。阳明者，表也，五脏六腑之海也。亦为之行气于三阳。脏腑各以其经受气于阳明，故为胃行其津液。”其中“阳明者，表也，五脏六腑之海也”是插笔，这插笔是在说明：因为胃是“五脏六腑之海”，其津液不仅输布于三阴，也理所当然地要输布于三阳，并非胃能为脾行气于三阳。有的注家就因为不从插笔方面去考虑问题而误解了《素问》原意。

《伤寒论》也有这种笔法，并曾因这种笔法引起过一些误解。现举例说明如下。

27条：“太阳病发热恶寒，热多寒少。脉微弱者，此无阳也，不可发汗。宜桂枝二越婢一汤。”其中，“脉微弱者，此无阳也，不可发汗”是插笔，插上这个因果判断句，以说明桂枝二越婢一汤的禁忌证。但柯韵伯却说：“观麻黄桂枝各半、麻黄一桂枝二二方，皆当汗之证。此言不可发汗，何得妄用麻黄？凡读古人书，须传言阙疑，不可文饰，况为性命所关者乎？”

41条：“伤寒，心下有水气，咳而微喘，发热不渴，服汤已渴者，此寒去欲解也，小青龙汤主之。”其中，“服汤已渴者，此寒去欲解也”为插笔，插上这一段假设判断句，以说明服小青龙汤后如果出现口渴，应视为一种佳兆。但《医宗金鉴》却说：：“小青龙汤主之六字当在发热不渴之下，始与服汤已渴者之文义相属，岂有寒去欲解，而更服小青龙之理乎？当移之。”

46条：“太阳病，脉浮紧，无汗、发热、身疼痛，八九日不解，表证仍在，此当发其汗。服药已微除，其人发烦目瞑，剧者必衄，衄乃解。所以然者，阳气重故也。麻黄汤主之。”条文中“服药已微除……阳气重故也”27字是插笔，插此27字以说明阳热之气较重的病人，服麻黄汤后可能出现发烦、目瞑，甚至鼻衄等症状，此为“八九日不解”的伤寒表证欲解之先兆。但张兼善却说：“麻黄汤主之，不当在阳气重之下，岂有衄乃解之后，而用麻黄汤之理乎？”

56条："伤寒不大便六七日，头痛有热者，与承气汤，其小便清者，知不在里，仍在表也，当须发汗。若头痛者必衄。宜桂枝汤。"柯韵伯认为："宜桂枝汤，语意当在须发汗下。"并说明这种笔法"于结句中补出，是倒叙法也"。其说良是。所谓"倒叙"是说颠倒了叙述的前后次序，虽未明确提出"若头痛者必衄"是插笔，但含义却在其中。

67条："伤寒若吐、若下后，心下逆满，气上冲胸。起则头眩，脉沉紧，发汗则动经，身为振振摇者，茯苓桂枝白术甘草汤主之。"其中"发汗则动经，身为振振摇者"是插笔。插上这一段假设复句，以说明伤寒病出现心下逆满诸症是不可妄施发汗的，只能用苓桂术甘汤去进行治疗。"身为振振摇"非已现之症，而是如果误用发汗法的推测症。但唐容川却说："若再发汗，泄其表阳，则寒气浸淫，动其经脉，身逆为振振摇，与真武汤之振振欲擗地亦同。真武汤证重，故用附子以温水；此证轻，故用桂枝以化水也。"试就"心下逆满，气上冲胸，起则头眩、脉沉紧"诸症看，已非常明确地表露出吐下伤及脾阳，水停中焦的证候。这时用"苓桂术甘汤"去进行治疗，是很恰当的。如再误汗而出现了"身为振振摇"之症，应选用真武汤一类的方药去进行治疗。"苓桂术甘汤"则有杯水车薪之嫌了。高等中医药院校试用教材《伤寒论选读》说："本条读法，苓桂术甘汤主之，应接在脉沉紧后。"诚先得李孔定之言，但未从文法角度去加以说明。

③《伤寒论》的互文见义和前后互补

《伤寒论》的互文见义和其他古籍一样，见于相连的上下句。前后文互补，可以是本条隔句的，也可以是此条补彼条的。

a. 互文见义

111条："太阳中风，以火劫发汗……阳盛则欲衄，阴虚小便难。"其中"阳盛则欲衄，阴虚小便难"是互文见义，就是说本条的"欲衄"和"小便难"都是由阳盛阴虚引起的。

b. 前后文互补

见于本条隔句的，如109条："太阳病不解，热结膀胱，其人如狂，血自下，下者愈。其外不解者，尚未可攻，当先解外。外解已，但少腹急结者，乃可攻之，宜桃核承气汤。"

其中"其人如狂""少腹急结"是前后文互补。在病初"其人如狂时"，亦有

“少腹急结”；在“外解已，少腹急结”时，亦有“其人如狂”。两个主症，始终是联系在一起的。如不做这样理解，即可能出现两个问题：一是解外后新冒出了“少腹急结”之症；二是只要有“少腹急结”之症便可用桃核承气汤。

“但”字是范围副词，仅是为了排除表证而言，并不排除“其人如狂”。见于此条补彼条的有：

35 条：“太阳病，头痛，发热，身疼，腰痛，骨节疼痛，恶风，无汗而喘者，麻黄汤主之。”

51 条：“脉浮紧，病在表，可发汗，宜麻黄汤。”

35 条的头痛、发热、身疼、无汗而喘诸症以补充 51 条未述之症；51 条之脉浮紧，以补充 35 条未述之脉象；而 3 条的“脉阴阳俱紧”又可以补充 51 条之脉势。

④《伤寒论》中反、清、若三字的词义

a. 反

《伤寒论》中见“反”字的条文达 60 条之多，有的医家曾为这个字写了专论，对学习《伤寒论》颇多裨益。但如由博返约地进行归纳，似可用两句话概括其全部含义，即：在症状方面，在当时的情况下，不应该有此症状却出现了此症状；在治疗方面，根据当时出现的病证，不应该用此治法却用了此治法。如 11 条：“病人身大热，反欲得近衣者，热在皮肤、寒在骨髓也；身大寒，反不欲近衣者，寒在皮肤、热在骨髓也。”文中的“反”字属于前者。34 条：“太阳病桂枝证，医反下之，利遂不止。”文中的“反”字便属于后者。其余条文中“反”字的应用，均不出此范围。

b. 清

《伤寒论》中的“清”字常与大便联用，其含义有二：一是做形容词用，义为“纯净”；二是通“圊”，做名词，再活用为动词，义为“排出”。这两种含义其他古籍中亦可见到，前者如《论语·公冶长》“子曰：清矣”的“清”便是，后者如《释名·释宫室》“厕或曰清”的“清”便是。《伤寒论》91 条“伤寒，医下之，续得下利清谷不止，身疼痛者，急当救里；后身疼痛，清便自调者，急当救表……”中“下利清谷”的“清”，做形容词“纯净”用，全句意为排出（下利）未经消化的纯净之谷；“清便自调”和 23 条的“清便欲自可”以及厥阴诸条的

“必清脓血”的“清”都活用为动词做“排出”解，“清便”即排便，“自调”“自可”均含正常之意，“清脓血”即排出脓血。

此外，177 条和 352 条方中的“清酒”，其“清”字亦含“纯净”之意。

c. 若

《伤寒论》中的“若”字大约有两种解法：一是做假设连词用，义为“如果”，二是做选择连词用，义为“或”。

做“假设”连词用的，如 4 条“伤寒一日，太阳受之。脉若静者为不传”的“若”，第 5 条“若发汗已”“若被下者”“若被火者”的“若”都是。

做选择连词用的，如 16 条“太阳病三日，已发汗，若吐、若下、若温针，仍不解者，此为坏病，桂枝不中与之也……”的“若”，58 条“凡病，若发汗、若吐、若下、若亡血亡津液，阴阳自和者，必自愈”的“若”都是。

（5）读《金匮要略》“咳嗽上气”证治

“咳嗽上气”是临床常见的病症。其中一部分属慢性，常反复发作，难于根治，虽在《黄帝内经》中即有论述，但有论无方，难以指导临床实践。迨《金匮要略·肺痿肺痈咳嗽上气病脉证并治》出，才创立了较为完备的诊疗内容，现将学习该篇“咳嗽上气”有关内容的一得之愚简陈于下。

①释名

“咳嗽上气”中的“咳嗽”一词，概念明了，古今同义。唯“上气”二字，诸家解释不一。有解释为“肺气上逆”的，如《中医大词典·基础分册》等；有认为“上气就是指喘息而言”的，如广州中医学院编制的《内科讲义》等。这两种解释虽都足以“言之成理”，但不能令人完全惬意。“肺气上逆”是一个病理名词，而《金匮要略》本篇是以病名为题的，如以病理来跻身于肺痿、肺痈、咳嗽等病名标题中，则显得不伦不类。精思如仲景，恐难出此疏漏。

“上气就是喘息”就更难说通了，不仅《金匮要略》本篇有“上气喘而躁”“咳而上气，烦躁而喘”之句把上气与喘并列，就是《黄帝内经》也认为上气和喘是概念不同的两个名词。如《素问·痹论》在论述心痹时，有“暴上气而喘”把上气作喘的状语的句子。可知上气和喘是不能等同而加以互训的。

那么，上气究竟应该作何解释呢？李孔定认为“上气”是一个症状，《金匮要略》本篇是把它作为一个病名来处理的。上气的“上”应作“盛”解，如

《淮南子·时则》“坚致为上”的“上”便是。上气即盛气、多气，后世方书称为“呼吸气粗”。《素问·调经论》云：“气有余，则喘咳上气；不足，则息利少气。”这里把“上”与“少”列为对立之文，足知“上”是“少”的反面，即盛与多也。喘的病机是肺气上逆，喘的症状为气粗气急。肺气上逆不能一概形成喘证，单纯的气粗亦不能与喘等同，如吴鞠通《温病条辨》桑菊饮方下有“气粗似喘”之句，便可以说明。气粗必须与气急结合起来，“喘”才能成立，也才能去掉“似”字。故《说文解字》谓：“喘，疾息也。”疾，含急迫之意，疾息，即急迫之呼吸。然而，气粗为喘之渐，喘为气粗之极，二者为同一性质之症，只是程度不同而已。故在治疗上有些方药亦可通用。

②治疗诸法

该篇根据咳嗽上气表现的不同证候，创立了七法七方以适应临床需要，充分体现了仲景辨证论治的精神。

七法七方不仅可以直接应用于临床，而且可以示人以规矩，根据病情药情另立新方。现将七法七方浅析于下。

a. 化痰平喘

痰是病之本，喘是病之标。不化痰则喘难平，不平喘则痰可新增。化痰平喘实为标本兼治之法，亦为本病的最佳治则，故可贯穿于七法七方中，即后世所创新方，亦未越出雷池一步。

本法根据痰喘二者的轻重列出二方。喘甚痰稀则法主平喘化痰，方用射干麻黄汤；喘甚痰稠则法主逐痰平喘，方用皂荚丸。前者可兼见表证，后者则无。前者为清稀之痰，其量颇多，阻塞气道，故可闻及水鸡之声；后者为浓稠之痰，其量相对为少，故仅见“但坐不得眠”。当然，“但坐不得眠”一症，亦可见于“射干麻黄汤”条，此互文见义之笔，古医经随处可见。

b. 化痰平喘，兼解表邪

射干麻黄汤以寒饮郁肺，症见“喉中水鸡声”为其遣方指征，无论有无表证均可用之。厚朴麻黄汤以风寒袭肺，症见“咳而脉浮”为其遣方着眼，必具恶寒发热等症而后用之。这是应用两方的主要区别。“咳而脉浮”实为“咳而上气脉浮”，不言“上气”，盖承前省也。脉浮示病在表，余症可推，不待烦言。厚朴麻黄汤与射干麻黄汤的应对病机是不尽相同的，前者为寒饮郁热，故在温化寒饮方中，兼用清热润燥之石膏、小麦；后者为寒饮特甚，故在温化寒饮方中重用辛散化饮之生姜、细辛。前者的喘促不显，故臣麻黄以杏仁、厚朴；后者的喘促已甚，故臣麻黄以射干、紫菀。辨证明审，用药精当。

c. 化痰平喘，兼益脾肺

本法的处方为泽漆汤。条文曰："脉沉者，泽漆汤主之。"此亦承前省之笔，意为"咳而上气，脉沉者，泽漆汤主之"。脉沉，病在里。以方测证，知为寒饮郁热更兼脾肺气虚。泽漆汤寒温并用，补泻兼施。寒以清郁热，温以化寒饮，补脾以绝生痰之源，补肺以复肃降之职。着意调和，无顾此失彼、捉襟见肘之嫌。

d. 养阴益气，化痰降逆

素患慢性疾病，此际气阴两虚，咳嗽上气不甚，当以养阴益气为主，化痰平喘为辅。条文曰："火逆上气，咽喉不利，止逆下气者，麦冬汤主之。"火逆乃因火致病的意思。《伤寒论》16 条"观其脉证，知犯何逆"的"逆"就是指病因和病位。前人谓"暑伤气津"，因暑是阳热之邪故也。火为热之极，其伤气津之力较暑更甚。但当火灼气津到了一定程度之后，就会出现火邪微弱、气津大伤的邪少虚多之证。这和下焦温病中的定风、复脉两证的情况略同。治疗以扶正为急。

e. 化痰平喘，兼清肺热

条文曰："咳而上气，此为肺胀。其人喘，目如脱状，脉浮大者，越婢加半夏汤主之。"本条先述肺胀的主症，次述如患者出现喘、目如脱状、脉浮大的治法。喘而目如脱状，说明病势极重，治不可缓；脉浮大，展示病为新感，邪在肺卫，用越婢加半夏汤，允为对症。但有两个问题值得注意：一是病重药轻，恐难顿挫其势，应加葶苈子之类以泻肺；二是喘至目如脱状，其人的正气却已大伤，属本虚标实之证。越婢加半夏汤为祛邪平喘之剂，应中病即止，不宜过服，并于病情缓解之后续进补益肺肾之方，以善其后。

f. 温化寒饮，平喘清肺

条文曰："肺胀咳而上气，烦躁而喘，脉浮者，心下有水，小青龙加石膏汤主之。"本条是寒邪犯肺，使通调水道的功能失职，导致心下有水，水聚郁热，故见烦躁，病由风寒袭肺而致，故见脉浮。用小青龙汤温化寒饮，加石膏清热除烦，则心下水饮可除，伴见诸症可解。

g. 峻攻痰浊，上气自平

篇中第 11 条言肺痈症见“喘不得卧”，15 条言肺痈症见“咳逆上气，喘鸣迫塞”皆用葶苈大枣泻肺汤峻攻痰浊，以平上气或喘咳。其实，即非肺痈，如因痰浊壅肺而致上气或喘，用葶苈大枣泻肺汤亦属正治，观《金匮要略·痰饮咳嗽病脉证并治》有“支饮不得息，葶苈大枣泻肺汤主之”之文可资说明。余临证以来，用葶苈大枣泻肺汤治上气喘咳几乎纯为痰饮病，极少用于肺痈。

本方虽曰“峻攻痰浊”，然亦未越“化痰平喘”之雷池，只是仅较峻猛罢了。本方的组方用意，颇似皂荚丸之攻而兼补。但葶苈子峻泻，功在逐饮下行，皂荚辛开，功在导饮上出，葶苈子用大枣，微制其峻，皂荚用枣蜜，力制其猛，此二方同中有异之处也。

③组方思路

“治此思彼，欲致中和”为其组方思路，亦为组方特点。如射干麻黄汤在数味疏散药中用一味五味子之收；在数味祛邪药中用一味大枣之补。皂荚辛温性烈，却用蜜枣以缓之；葶苈子苦寒泻肺，则用大枣甘温益气；泽漆毒泄，则佐人参以补之。厚朴麻黄汤之用小麦，麦门冬汤之用半夏，小青龙汤之加石膏，除了照顾兼夹病因外，大都含有“治此思彼，欲致中和”之意。此外，祛邪不忘扶正和祛邪为了扶正的思想隐显于每首方剂之中，也是我们应当取法的。

④两味少用的药

泽漆、小麦二药，现代药店不备，人们习以草药视之。泽漆一药，《神农本草经》即有记载，谓其功效主治为“味苦微寒，主皮肤热、大腹水气、四肢浮肿。”做清热利水药用。黄元御《长沙药解》谓:“泽漆苦寒之性，长于泄水，故能治痰饮阻络之咳。”道出了仲景用泽漆之本旨。李孔定在治疗肺结核、颈淋巴结核和百日咳时，在辨证施治的处方中加入泽漆，每获良效。鲜品效果尤佳，成人用量在 30 ~ 40g 之间。鲜品有白色乳汁，刺激性较强，着肤即起泡，慎不可入目。小麦，《名医别录》称其味甘寒，能“除烦热，止燥渴、咽干，利小便”。《金匮要略》用小麦有二方，厚朴麻黄汤用之以平喘止咳，甘麦大枣汤用之以养心安神。虽治疗的病种不同，但取其甘能缓急，润能滋燥则一。唐《新修本草》谓:“小麦汤用，不许皮坼。云坼则温，明面不能清热止烦也。”故小麦入汤必须浑用，不可磨粉或打碎入药。

⑤临证一得

咳嗽急性发作时，应本“急则治标”的原则，以大剂葶苈大枣泻肺汤合芍药甘草汤加味顿挫其势。处方：葶苈子 30g，大枣 30g，黄芩 30g，枳实 15g，白芍 30g，甘草 15g。以水 1000mL，煎取 600mL，分 3 次温服，1 日 1 剂。兼外感者，加紫苏子 15g，生姜 15g，均后下，煎服 3 分钟。

咳嗽的急性症状消失后，应本“缓则治本”的原则，辨其肺肾阴阳孰虚，分别治之。

肺肾阳虚。处方：制附片 10g，肉桂 6g，山药 30g，补骨脂 12g，枸杞子 15g，小茴香 10g，党参 30g，黄精 30g。煎服 1～2 月，2 日 1 剂。肺肾阴虚。处方：女贞子 30g，知母 12g，木蝴蝶 10g，山药 30g，楮实子 30g，白芍 15g，甘草 6g，枳壳 12g。煎服 2～3 月，2 日 1 剂。

咳嗽如反复发作，须戒烟酒，慎房事，并于每晚睡前艾灸气海、神阙各 3 分钟，常年不辍，直至终老，可以强身抗病，制其发作或发展。

急性发作时，如备药不及，急以清凉油擦天突、膻中、肺俞（双），每可缓解。

如定时发于夜间，可用小柴胡汤加射干、枳壳等味，常有良效。

（6）对《金匮要略》中几个问题的探讨

①阴阳毒处方之争

原文：阳毒之为病，面赤斑斑如锦文，咽喉痛，唾脓血。五日可治，七日不可治，升麻鳖甲汤主之。

阴毒之为病，面目青，身痛如被杖，咽喉痛。五日可治，七日不可治。升麻鳖甲汤去雄黄蜀椒主之。

升麻鳖甲汤方：

升麻二两，当归一两，蜀椒（炒去汗）一两，甘草二两，鳖甲手指大一片（炙），雄黄半两（研）。

上六味，以水四升，煮取一升，老小再服，取汗。

阳毒用雄黄、蜀椒，阴毒反去之，引起了历代诸多注家的争议：《医宗金鉴》谓为“传写之误”，《金匮要略浅述》谓“蜀椒辛温刺激，恐非所宜，医者慎之”，但也有不少医家认为加减正确，坚信不疑，如尤怡、陈修园等。

问题的焦点在于对“阴阳”两字的解释。疑者把阴阳理解为“寒热”；不疑者把阴阳理解为“内外”。但均存在难以说通的问题：按寒热解，雄黄蜀椒热证用之、寒证去之，以仲景之明审，似不可能；按内外解，将雄黄蜀椒列为表散之药，也觉欠妥。李孔定认为此处的阴阳应作“虚实”解。因患者的身体素质、病程长短、年龄大小有所不同故出现的症状亦异。阳毒为正盛邪盛的证候，由于正邪双方酣战未已，故面赤唾脓，一派实热之象，治疗重在祛邪，雄黄、蜀椒在所不避，观其方后有“取汗”之嘱，便是明证；阴毒为邪减正虚的证候，由于正气不足，故面目俱青，一派气虚血郁之象，治疗必须邪正兼顾，无取雄黄蜀椒之辛温燥烈。

阴阳毒的病机都是湿热秽浊之邪深入营血，阳毒正邪俱盛，故宜导邪出表，取“体若燔炭，汗出而散”之意。阴毒邪减正虚，用药不宜偏执，须防病转厥脱。

病因为湿热。湿邪宜燥，故取雄黄、蜀椒；热邪宜清，故取升麻、鳖甲；当归、鳖甲引经，升麻透热转气，导邪外出。药虽六味，各尽其妙。但此仅发斑的证治之一，且患者的舌脉溲便必有湿热之象可寻，故不能以此概余。如属温热深入营血而致之发斑，则又非本方所宜，当于温病学中求之。这和痄腮、麻疹、天花等病一样，都有寒热虚实各证，只是有常见和少见之别而已。对少见的证型，常易使人忽视或遗忘，别树一帜，却能补偏救弊，不可忽视，更不能以一格为绳。本篇所列阴阳毒之证虽属少见，但却可视为填补空白之文。

②几个词解

以饮食消息止之（《金匮要略·疟病脉证并治》第 1 条）：

消，减少；息，增长。当增则增，当减则减，即是调和。如《易·系辞》：“天地盈虚，与时消息。”以饮食消息止之，即用饮食调和来使病愈。

其脉如平（《金匮要略·疟病脉证并治》第 4 条）：

平，齐等也。《易·乾》：“云行雨施，天下平也。”其脉如平，是说温疟的脉象与本节疟病第 1 条所述一样，是弦数脉。

胞系了戾（《金匮要略·妇人杂病脉证并治》第 18 条）：

胞系，膀胱相联系的部分。了，全；戾，违反。了戾，完全违反正常生理活动之意。全句的意思是：胞系完全失去“津液藏焉，气化则能出矣”的正常生理功能。

③两条条文因插笔致歧

妇人妊娠篇第 2 条条文：“妇人宿有癥病，经断未及三月，而得漏下不止，胎动在脐上者，为癥痼害。妊娠六月动者，前三月经水利时，胎也；下血者，后断三月，衃也。所以血不止者，其症不去故也，当下其癥，桂枝茯苓丸主之。”

本条因插笔之故，注家有说是宿有癥病，今怀孕的；有谓癥孕对勘之文，以做比较的；后者虽言已中鹄，但未言道理。现分述如下。

本条文之意序是：妇人宿有癥病，经断未及 3 个月，而得漏下不止，胎动在脐上者，为癥痼害。所以下血不止者，其癥不去故也，当下其癥，桂枝茯苓丸主之。这说明病名是“癥痼”；下血的原因是“其癥不去”；治法方药是“当下其癥，桂枝茯苓丸主之”。

本条的插笔是：“妊娠六月动者，前三月经水利时，胎也；下血者，后断三月，衃也。”这是妊娠与癥病的鉴别，其意如下。

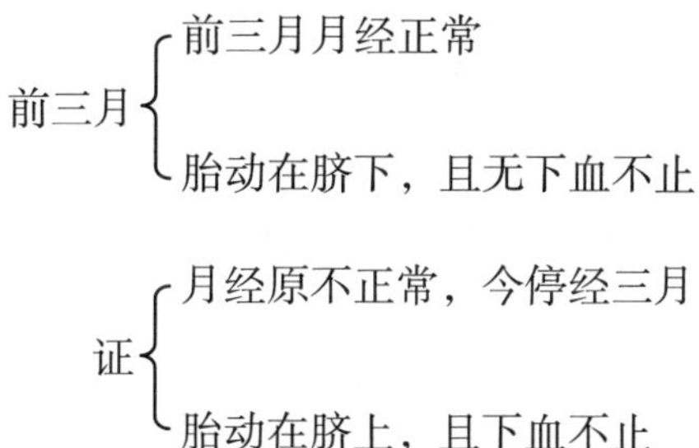

妇人产后病篇第 2 条条文：“产妇郁冒，其脉微弱，呕不能食，大便反坚，但头汗出。所以然者，血虚而厥，厥而必冒。”冒家欲解，必大汗出。“以血虚下厥，孤阳上出，故头汗出。所以产妇喜汗出者，亡阴血虚，阳气独盛，故当汗出，阴阳乃复。大便坚，呕不能食，小柴胡汤主之。”

本条由于有插笔夹叙，初读起来。大有往复徘徊之感，令人难解其意。现按行文思路，列为三段，则义明旨显。

第一段：“产妇郁冒，其脉微弱，不能食，大便反坚，但头汗出。所以然者，血虚而厥，厥而必冒。以血虚下厥，孤阳上出，故头汗出。”

本段阐述了两个问题：①产妇郁冒与大便坚合并的脉象和主症；②郁冒和但头汗出的原因。

第二段："冒家欲解必大汗出。所以产妇（郁冒）喜汗出者，亡阴血虚，阳气独盛，故当汗出，阴阳乃复。"

本段说明产妇郁冒欲解，必一身汗出（大汗）的机理。

第三段："大便坚，呕不能食，小柴胡汤主之。"

本段说明产妇用小柴胡汤的适应证。其指导思想可能是《伤寒论》中"上焦得通，津液得下，胃气因和"的病理机转。

插笔亦称插叙，目的在于解释某一问题。《伤寒论》《金匮要略》中有不少条文均有插笔的行文形式，如果我们不究这种形式随文衍义，难免误解经文，失其奥旨。但我们读仲景书只应行文的思路上去领会，不必从文字上去调换，庶免割断历史，移古作今之嫌。

3. 志仰吴瑭，潜心温病

李孔定认为，吴鞠通是位值得学习的近代著名医家，强调《温病条辨》是中医必读之书，不但要学习吴氏的医道医术，而且要学习吴氏的治学精神。他在《庚子大寒寄友人》诗中曾有"忘却千般梅雪态，远人之志仰吴瑭"之句，足见其对吴氏崇敬之深。李孔定认为，《温病条辨》流传至今，其方其法，施之于用每获奇效，为医林视为典籍。究其原因，主要是该书把朴素的辩证法思想用来指导临床，既继承前人的经验，又别开新的蹊径。撰文《〈温病条辨〉中的辩证法思想初探》如下：

《温病条辨》（以下简称《条辨》）是清代温病学家吴鞠通所著，流传至今。其方其法，施之于用，每获良效，因而医林视为典籍，为业医者必读之书。究其原因，除了吴氏刻苦攻书，重视临床实践，有渊博理论知识和丰富临床经验以外，更重要的是吴氏治学的指导思想正确，即能把辩证法思想用来指导医学的各个方面，使他获得了高深的造诣，并卓然成家。现就这一问题提出如下讨论。

（1）继承前人经验，别开蹊径

吴氏对张仲景、叶天士两位医家是十分崇敬的。如在《温病条辨》自序中云："张长沙悲宗族之死，作《玉函经》，为后世医家之祖。"在银翘散方论中云："此叶氏之法，所以迥出诸家也。"不仅在理论上对张、叶两位医家给予了很高的评价，而且对叶的方论多有引用。据初步统计，《温病条辨》一书载方 206 个，计取自《伤寒论》和《金匮要略》的共 32 个，取自《临证指南医案》的共 56

个，共约占《条辨》药方之半。但他在对张、叶二氏十分崇敬的同时，并不机械地亦步亦趋。相反，能明确指出其不足，而加以适当补充、修正和提高。如在银翘散方论下有这样一段话："温病最善伤阴，用药又复伤阴，岂非为贼立帜乎？古来用'伤寒'法治温病之大错也。"持论虽然有点偏激，但如纯以"伤寒"法来治疗温病，显然是不完全切合的。在下焦篇51条云："饮家阴吹，脉弦而迟，不得固执《金匮》法，当反用之，橘半桂苓枳姜汤主之。"补充了张氏治阴吹之未逮。在凡例第三条中对叶氏做出了较为全面而正确的评价："唯叶天士持论平和，立法精细，然叶氏吴人，所治多南方证，又立论甚简，但有医案，散见于杂证之中，人多忽之而不深究。"对叶氏的优点做了充分肯定，而不足之处也实事求是地予以指出。

在对待我国第一部完整而系统的医学理论典籍——《黄帝内经》的态度上也持相同态度。如《温病条辨·原病篇》第8、9条引《黄帝内经》所述的死证，吴氏则从两方面来认识。一方面认为此种危证致死的可能性很大，肯定了《黄帝内经》的判断不错；另一方面又认为如果病人正气尚旺或医生用药得法，其中一部分病人还是可以治愈的。他以特称、假言和或然等逻辑判断形式来阐述他的看法。如云"间有可生者""而真气未至溃败者，犹有治法""此证犹可大剂急急救阴，亦有活者"。这说明吴氏是采取一分为二的思维方法来分析它、认识它的，不为经典之言所囿。对晋唐以来的各家学说也持这种态度，如他在自叙中云："因有志采辑历代名贤著述，去其驳杂，取其精微，间附己意，以及考验，合成一书，名曰《温病条辨》。"这是吴氏批判地继承前人经验，结合自己心得著成《温病条辨》一书的最好说明。同时，吴氏对自己的学术成就，也是持"一分为二"态度的。如在《凡例》第6条中说："是书之出，实出于不得已，因世人医温病者，毫无尺度，人之死于温病者，不可胜记。无论先达后学，有能择其弊窦，补其未备，瑭将感之如师资之恩。"这段话实不同于一般谦辞。

宋代的政治家、文学家王安石曾说："读经而已，则不足以知经。"吴氏读古人书就具有这种精神，而这种精神却是历代有成就的医家所共有，是中医的好传统，也是推动中医向前发展的动力。

（2）透过疾病现象，洞察疾病本质

不同的疾病，可出现相同的症状（现象），只有求出它们各自的原因（本质），用不同的方药去解决，才能取得疗效。否则，不唯无效，并常导致病情加剧。如上焦篇第 11 条注文对“面黑”的分析谓：“血从上溢，而脉至七八至，面色反黑，火极而似水，反兼胜己之化也。”上焦篇第 17 条注文对“厥”的分析谓：“厥者，尽也。阴阳极造其偏，皆能致厥。伤寒之厥，足厥阴病也，温热之厥，手厥阴病也。……再热厥之中又有三等：有邪在络居多，而阳明证少者，则以芳香，本条所云是也；有邪搏阳明，阳明大实，上冲心包，神迷肢厥，甚至通体皆厥，当从下法，本论载入中焦篇；有以邪杀阴亏而厥者，则从育阴潜阳法，本论载入下焦篇。”上焦篇 22 条对“发热恶寒”的分析谓：“水火极不同性，各造其偏之极，烦相同也。故经谓水极而似火也，火极而似水液也。……伤暑之发热恶寒虽与伤寒相似，其所以然之故，是不同也。”他这里说明了两个问题：一是阴阳在一定的条件下可以相互转化，但这种转化仅是现象的转化，本质仍没有改变，其治疗原则不会因之而变；二是某些症状可以在不同的疾病过程中出现，形似而实非，必须究其“所以然”，方不致误。即使是“所以然”相同的病症，也会同中有异的，如同是“热厥”，亦有不同的病位、病势，施治原则也就因之而有异。可见“治病必求其本”，透过现象，抓住本质，是关键所在。

（3）正气为生命之本，治病必须扶正

正气，泛指人身的气、血、精、津液等物质，以及这些物质所产生的功能而言。这些物质为人命所悬，是生命的根本。《灵枢·本脏》说：“人之气血精神者，所以奉生而周于性命者也。”《素问·金匮真言论》说：“夫精者，身之本也。”疾病的侵袭过程，就是对“本”之一部或全部的贼害过程。治疗的方法虽多，总不外祛邪和扶正两种，而这两种治疗方法的最终目的，还是为了维护正气在体内保持一定度量，维持人的生命活动。吴氏在《温病条辨·原病篇》第 8 条的注文中说：“若留得一分正气，便有一分生机，只在留之得法耳。”就是对正气重要性的说明。另一方面他指出维护（留）正气必须及早并有正确之法。如云：“以阴精亏损之人，真气败散之象已见，而邪热不退未有不乘其空虚而入者，故曰热在骨髓，死不治也；其有阴衰阳盛，而真气未至溃败者，犹有治法。”《温病条辨·原病篇》第 18 条下注云：“病温之人，精血虚甚，无阴以胜温热，故死。”他认为正气的存亡，关系到病人的吉凶，药物只能救治正气尚未溃散之疾。而对疾病的及早而正确的治疗，才是医家上策，已意在言外了。

扶正的方法，并非完全在“补”。在一定的情况下，祛邪亦可扶正，所谓“邪去则元气自复也”。但祛邪之药究可耗正，故《素问·五常政大论》有“毋使过之，伤其正也”之诫。吴氏在使用汗、吐、下法和毒药方面，能深刻领会《黄帝内经》精神，继承张仲景节用攻药之法，故书中屡见“得汗止后服”“得吐止后服”“得利止后服”等中病即止之文。在银翘散方论中批评吴又可说：“其三消饮加入大黄芒硝，唯邪入阳明，气体稍壮者，幸得以下而解，或战汗而解，然往往成弱证，虚甚者则死矣。况邪有在卫者，在胸者，在营者，入血者，概用下法，其害可胜言耶？岂视人与铁石一般，并非血气生成者哉？”其评论虽未必全面，但主张慎用攻下，维护人体正气，则颇有重要意义。

（4）病情多端，立法多样

证候的出现，是非常复杂的。有纯寒纯热、纯虚纯实之证，亦有寒热并见、虚实并见的。有气病血不病，血病气不病的，亦有气血同病的；有阴病阳不病，阳病阴不病的，亦有阴阳俱病的；有先为寒证后转热证的，亦有先为热证后转寒证的。故立法组方亦应多种多样，或一法单用，或数法并施，总以针对病情为立法依据。《温病条辨》之方虽多采自各家，但李孔定善于掌握辨证运用，故本文在下面一并纳入吴方进行讨论。

①寒热并用

此法之应用有三：一是病证的寒热并见。两者俱盛而其势俱急，顾此则失彼，在有所侧重或两者并重的前提下，选用寒热兼具之方，如白虎加桂枝汤，加减木防己汤皆是。二是监制主药之太过，即所谓“反佐”。此法可使寒药不致呆滞或败伤阳气，如大黄附子汤、茵陈四逆汤皆是；使热药不致过于辛散或耗伤津液，如椒附白通汤、黄连白芍汤皆是。三是热邪壅闭，宜清宜开。热邪壅于卫气宜用寒凉清热，少佐辛温疏表，如银翘散、麻杏石甘汤皆是；热邪郁闭心包宜用寒凉清热，少佐辛温开闭，如牛黄丸、紫雪丹皆是。《温病条辨》根据“寒热并用”组成的方剂46个，约占全书的23%，《伤寒论》用此法组成的方剂35个，占全书方剂的31%。

②补泻并用

外感热病属虚实并见之证较多。这是因为：“正气存内，邪不可干”，病温之人，多由于“冬不藏精”，其体固已先虚；温邪传变迅速，病情剧烈，最易伤正。

基于前述原因，故外感热病根据本法组成的方剂亦较多。《伤寒论》113 方根据本法组成者有 54 个，约占全书方剂之半。《温病条辨》根据本法组成者 46 个，约占全书方剂的 23%。温病学中的用“补”，多指益气养阴而言；“泻”，多指清解表里之热或祛化表里之湿而言。解表与益气同用者，如活人败毒散、加减补中益气汤等；解表与养阴同用者，如加减银翘散、银翘汤等；清里与益气同用者，如人参白虎汤、牛黄丸用人参汤送服等；清里与养阴同用者，如冬地三黄汤、加减玉女煎等；攻下与养阴同用者，如增液承气汤、护胃承气汤等；攻下与养阴益气同用者，如新加黄龙汤等；燥湿清热与益气养阴同用者，如清暑益气汤、人参泻心加芍药汤等。

③根据不同的病情制定不同治法

表里俱病者，用表里两解之法，如白虎加桂枝汤、翘荷汤等；升降失司，气机不利者，用升降并施之法，如杏苏散、三香汤等；气血两燔者，用气血两清法，如化斑汤、竹叶玉女煎等；阴阳两虚者，用阴阳两补之法，如大定风珠加人参、三才汤等。

当然，用一法组成的纯清、纯温、纯补、纯泻、纯燥、纯润之方在《温病条辨》一书中仍是不少的。究其原因，则或因病候单纯，不需从复法论治；或因标本缓急，应予先治一证，都应以一法立方。如加减复脉汤之纯滋阴，鹿附汤之纯助阳，控涎丹之纯攻下，清络饮之纯清热，玉竹麦门冬汤之纯润燥，加减正气散之纯燥湿等皆是。

病程有长短，病势有轻重，病体有强弱，同一性质的病证，常有不同治法，《温病条辨》在这方面处理得很好。如大便燥结，用方有承气、增液之殊；斑疹透露，立法有清解、攻下之别；阴虚内热而小便不利，与淡渗则非；饮家水停而反见口渴，施辛温宜重。不仅如此，《温病条辨》在同类方药的选择上也是十分精细的。如同是风温袭表，选方则有银翘、桑菊之异；同是伏暑引起的口渴多汗，选方则有白虎、加减银翘之别。同时，吴氏认识到证候的性质在一定条件下可以互相转化，治法亦因之而与前相反。如上焦篇 25 条注文中说：“暑非汗不解，可用香薷发之，发汗之后，大汗不止，仍归白虎法。”此证由阴转阳，故改用大寒清热；在下焦篇 33 条注文中说：“阳气素虚之体质，热邪甫退，即露阳虚，故以桂枝汤复其阳也。”此证由阳转阴，故改用辛温扶阳。这里所说的转化是本质的变化。故治疗原则也就因之而与前相反。

在用药轻重方面，有轻至八分，重至二两的；在药味的多少方面，有多至三十六味，少至一味的；在剂型方面，除大量的汤剂外，还有膏、丹、丸、散及粗末煎汤、外敷、外拭、外熨等多种；在服药次数方面，有“药二时一服，日三服，夜一服”的；有“三时一服，日二服，夜一服”的；有“一时许一服”的；有“时时频服”的；在每次的服量方面，则有一杯、二杯、三杯的，有多至一碗的（如三仁汤、白虎加桂枝汤）。民族英雄岳飞在与宗泽论兵时说：“阵而后战，兵之常；运用之妙，存乎一心。”后两句的意思是说，巧妙地运用阵图，全在于根据具体情况进行考虑，不受常规限制。吴氏和其他许多医家在处理疾病时，亦与岳帅论兵的思维方法相同。

综上可见，《温病条辨》一书中始终贯穿着朴素的辩证法思想，归纳起来，约有几点：认为医学科学是不断向前发展的，古人的经验要批判地继承，要整理提高，并希望别人对自己也持这种态度来对待；认为疾病的发生发展，内因常是主要方面，治疗之法必须注意维护正气；认为疾病的性质和现象在一定的条件下可以相互转化，对疾病的认识和处理方面常能熟练地运用一分为二的观点；在诊断和治疗方面，主张抓主要矛盾，适当处理次要矛盾和矛盾的次要方面；在诊断方面，重视调查研究，透过现象求本质；通常达变，主张具体问题具体分析，实事求是，力避主观主义、教条主义。

由于历史条件的限制，吴氏和历代其他著名医家一样，亦有不足之处。如上焦篇第4条的注文：“按，仲景《伤寒论》原文‘太阳病，但恶热，不恶寒而渴者，名曰温病，桂枝汤主之’。”与《伤寒论》第6条的条文不符，是一种欠严谨的治学态度。其他在移叶案作条文时，亦偶有方证不切之处，前贤已有评论。这些都是个别次要问题，比起他的成就来，仅是大德中之一眚，我们不应苛求前人。

4.《大医精诚》中几个词句的异解

《大医精诚》是唐代医学家孙思邈论医德医术修养的名著，为现今绝大多数《医古文》选注本所收载。其中有几个词句虽然各选注本所见略同，但李孔定认为尚有商榷的必要。

（1）原文：“夫经方之难精，由来尚矣。”其中“经方”一词，高等中医药院校教材《医古文》(以下简称“教材”)解为:“一般指《黄帝内经》《伤寒杂病论》等书的方剂。”但原文接着论述人的生理、病理、体质和诊断都是些十分复杂的,只有用心精微的人,才可和他谈这方面的学问。如果是单纯论述方剂,其涉及的范围就不会这样广泛。所以,这里的“经方”应该是指古代遗留下来的方技(即医技,其中包括方剂),这和后世把与时方相对的古方称为“经方”其含义是不同的。所以,现今出版的《辞源》《辞海》都把“经方”解为“古代方书的统称”。因为古人认为古代遗留下来的方书的理论和诊治方法,都是很规范的,故冠“经”以尊之,这些理论和方法,有些很深奥,故言“难精已久”。

(2)原文:“必有大段要急之处,不得已隐忍而用之。能不用者,斯为大哲亦所不及也。”其中“大段”一词,唐宋时意为重要、十分。教材解为“重要”虽然不错,但与后面的“要急”,在意义上重复,不如解为“十分”较好。如苏轼《东坡集·答王定国书》:“如国手棋,不须大段用意,终局便须赢也。”其中“大段用意”即“十分用心”。而把“大段要急之处”解为“十分重要、紧急的情况”,是文通理顺的。

“能不用者,斯为大哲,亦所不及也。”教材是这样断句的。李孔定认为应改为:“能不用者,斯为大哲亦所不及也。”这句是承上文在十分重要、紧急的情况下也必须用鸡蛋入药而发的议论,说:能切实不用鸡蛋入药就是“大哲”,在少阴病中也免不了要用鸡蛋黄和鸡蛋清。如照教材的断句,“亦所不及也”就不好解释了。

(3)原文:“学者不可耻言之鄙俚也。”不少《医古文》的注本都把这个“耻”字解为形容词的意动用法,把全句释为:“学医的人不要认为我的话鄙俚粗俗是可耻的。”这样的解释使人费解的是谁可耻:是我?各谈各的观点,文中又无秽浊之言,有什么可耻;是读者?读别人的文章,可信则信,不可信则已,亦无“可耻”之可言。李孔定认为“耻”本来就是动词,这里引申为“轻视”,全句可释为:“学医的人不要轻视我的这些鄙俗的言论。”从这句话可以看出孙氏的谦虚态度和对后学期望的殷切态度,饶有“大医”风度。

三、临证诊疗思路

中医是一门古老的医学，能延续至今，其强大的生命力在于卓越的临床疗效。然中医属于思辨哲学与临床经验相结合的医学，每一位名中医在辨证过程中都有自己独特的辨证思维方式，所谓“医者，意也”。李孔定主任医师在临证时有自己独特的诊疗思路，体现在“三九要点，四诊合参”“辨证论治与辨病相结合”“辨证论治与专病专方相结合”“传统中医理论与现代药理研究相结合”“药疗与食疗相结合”“内治与外治相结合”等方面，并曾编撰《临证要诀》作为临证要领。分述如下：

1. 临证要诀

李孔定于 1997 年创办绵阳市首届中医高级研修班，带教 8 名学员，撰《临证要诀》以授生徒，其言简、其义赅，实为中医临证之津梁，其辞曰：

急证用药，宜重宜专。一身数病，握主顾兼。沉疴痼疾，标本孰先？一因多症，因去症蠲。内科杂病，二张东垣。外感热病，叶吴是瞻。勤求博采，海纳百川。取精融汇，毋固毋偏。中学衷悟，西学为参。继承开拓，不断向前。凝神诊治，人命攸关。精诚慕道，大医何惭！

注：二张，即主要学张仲景之处方应证，多变无偏；又要学张景岳“善补阳者必于阴中求阳，善补阴者必于阳中求阴”之哲理。东垣，即李东垣。主要学东垣治杂病之重脾胃，“得谷者昌，失谷者亡”故也。

2. 三九要点，四诊合参

在辨证论治时，疾病的病机诊断是非常重要的。李孔定强调四诊合参，体现在“三个方面、九个必须”。

三个方面：望舌、问病、切脉。

九个必须：①必须详察舌苔厚薄，初分虚实；②必须详察苔面津液多少、有无，初别阴阳；③必须详察舌质颜色、明暗、大小，初判寒热虚瘀；④必须追询主诉症状的历史、程度、部位、起因，以判病位、病因、病性；⑤必须根据舌脉所见，询问病人未能提及的、可能具有的病症，以防遗漏；⑥必须问及睡眠、二便、饮食，以审生命基础；⑦必须细审脉势的强弱，以参虚实；⑧必须细审脉速快慢，以参寒热；⑨必须细审六脉是否一致和某部独大独小或无，以参病位病性。

3. 辨证论治与辨病相结合

辨病论治与辨证论治相结合的诊疗方法是李孔定临床常用的诊疗方法。辨病，不仅是指中医的病名，也包括现代西医的病名。中医病名诊断，由于古代条件的限制，对某些疾病诊断模糊，不能从纵向了然其因，测知其果。如黄疸、胸痛、心悸、头痛、眩晕等，这些诊断显然只能反映多种疾病的现象，不能反映具体疾病的本质。现代科技迅猛发展，生化检测及X线、CT、核磁共振等检测手段已被西医广泛使用，中医若故步自封，不学习鲁迅“拿来主义”的精神去吸收利用新的科学检测手段，势必影响诊疗，故李孔定提出“中医的病名当改，中医的治法必宗”，对中医诊断模糊不确之病名均用西医病名，而治疗则以中医辨证论治为务，反对概以西医之炎症为热证，辄用寒凉，概以西医之缺钙，滥施龙牡。如此等等，必致南辕北辙，事与愿违。虽然如此，吸取一些西医知识为我所用，丰富中医学术内容，弥补中医学术之不足，则是时代的要求，现实的必需，不可忽视。故李孔定诊病，除望闻问切外，对于应做现代仪器检查的均要求病人遵照医嘱，以明确诊断，为辨证用药提供参考。如颈椎病，病人表现多种，或头痛，或头晕，或上肢麻木，或肩臂疼痛，或咽喉不适，单纯按中医头痛、眩晕或痹证论治效果不佳，李孔定根据X线提示骨质增生，或经颅多普勒提示椎动脉供血不足等病变，便应用中医学理论进行构思，认为颈椎病之病机本质是肝肾亏损，筋骨失养，气血瘀滞，用补肾养血活血之法，以四物汤加味治疗而获显著疗效。又如胃脘痛，临床常伴有胀满疼痛，或泛酸、嗳气，或胃内烧灼，或胃中嘈杂不适等症，然胃镜检查，则可区分为浅表性胃炎、萎缩胃炎、肥厚性胃炎以及有无伴见糜烂、出血点或胆汁反流等，据此，李孔定在辨证论治的基础上，斟酌酸性药物的取舍，或加用利胆行气之品，或加促进创面修复之味，使治疗更有针对性。还有部分以胃脘痛为主诉者，检查结果常不是胃的病变，而是他病所致，如胆囊炎、胰腺炎等，其治疗原则与胃病又有所不同。因此，辨病与辨证结合论治是李孔定在临床上常用之法。还有西医尚难做出明确诊断的疾病，则冠以中医病名，并纯以中医的理论为指导进行辨证施治，如曾遇多例“消谷善饥”“定时寒热如疟”“唇周紫赤如丹”“体表局限钝痛”的患者，经现代医学仪器多方检测，均未查出病因，诊断不明，李孔定即分别按中医的食㑊、疟疾、唇风、着痹进行辨证，均获奇效。此又非偏执一端，守株待兔之思所能为也。

4. 辨证论治与专病专方相结合

李孔定善于总结临床经验，对一些病种，摸索出其病机特点，自创新方，临证辨证加减药物一、二味，执简驭繁，疗效颇佳。如治妇科崩漏，李孔定认为西医采用缩宫素以止血，其作用机理在于收缩子宫。而崩漏之病机常见气虚、血热、血瘀，李孔定一方面以中医理论选用益气养阴、清热化瘀止血之品，如南沙参、大蓟、黄柏、龙骨，同时据现代药理选用有收缩子宫作用的山楂、枳实、贯众，组成“驻崩汤”基本方：南沙参 50g，山楂 30g，贯众 30g，枳实 30g，龙骨 30g，黄柏 15g，大蓟 50g，甘草 10g，视患者寒热虚实加减。女性乳腺小叶增生，李孔定认为其病机主要是气滞血瘀，以活血化瘀行气通络为治，拟方：当归 30g，川芎 30g，赤芍 30g，僵蚕 15g，蜂房 15g，香附 15g，橘核 15g，陈皮 12g，据舌脉及月经情况等随证加减。如曾治吕某，双侧乳房包块，疼痛，触之尤甚。经红外线扫描诊为“乳腺小叶增生”，服多种成药无效，月经每月推迟 4 ~ 5 天，量少色暗，舌暗红，苔白腻，脉弦细。属气滞血瘀，湿热阻滞，以基本方加苍术 30g，黄柏 30g，薏苡仁 30g，服此方加减 30 余剂，包块消散，月经恢复正常。李孔定共创制了 40 多个新方治疗多种疾病，证之临床，屡用屡验，如金水交泰汤治疗肺气肿、完疝汤治疗小儿疝气、消瘰丸治疗瘰疬等，均已收载于全国 500 名名老中医《名医名方录》中。

5. 传统中药理论与现代药理相结合

李孔定熟谙中药的性味、归经、升降浮沉、功效主治及常用中药药理研究成果。他常说：“药性是客观存在的，方剂是医师根据病情和组方原则制定的，也就是说是人为的。”故他认为，中医方剂数以万计，不可能也没有必要去全部记住。重点是记名方，掌握组方原则，结合药性，即可圆机活法，随证加减或自行组方。如治高血压病，在辨证论治基础上，常随证加入有降压功效的中药，如玉米须、草决明、桑寄生等，慎用升压之甘草、枳实等；治结核病，常选用有抗结核杆菌药效之品，如土茯苓、金银花、夏枯草、百部等，其疗效优于纯辨证论治之方药。故必须在深谙药性（包括现代研究成果）上多下工夫。但李孔定又指出，运用现代药理知识组方用药时，必须以中医理论为指导，不能对号入座。须知治高热有“体若燔炭，汗出而散”之辛温解表法；治出血有“瘀血不去，新血不生”

之化瘀止血论。只有在辨证论治的思维基础上参用现代研究成果组方用药，方能取得好的疗效。

6. 药疗与食疗相结合

早在两千多年前，我们的祖先就懂得了“药食同源”“以食治病”的道理。周朝专门设“食医”，掌管帝王的饮食营养。李孔定在慢性病的治疗中，非常重视食疗。并将食疗分为两个方面，一是平素的饮食调养；二是服用食疗方药。平素的饮食调养主要指平时的饮食宜忌。李孔定在治疗多种慢性疾病时，均非常注意此点。在每次处方之后，常为病人详细交代。如治疗慢性胃病，常嘱患者三餐定时定量，饥饱调匀，毋过食辛辣或寒凉，饮食宜杂宜鲜，少进陈腐腌卤等食物。治疗湿热内蕴之咳嗽喉痹，则嘱患者毋食火锅烧烤、香肠腊肉等腌卤食物。

对于食疗方药，李孔定参详病邪与人体正气之虚实，以及药物之功效，在多年临证的基础上，总结创制了多个疗效显著的食疗方药。举隅如下：

（1）抗痨汤

［组成］北黄芪 50g，制首乌 50g，陈皮 15g，猪肉 200g（或鸡蛋 2 枚）。

［用法］将上药洗净，与猪肉或鸡蛋共炖 1 小时左右，吃肉（蛋）喝汤，汤内不放盐，肉可蘸调料食用。

［功效］补虚益精，健脾开胃。

［主治］各型结核病。

（2）首乌生发汤

［组成］党参 30g，枸杞子 30g，制首乌 30g，陈皮 10g，猪肉 200g。

［用法］将上药洗净与猪肉共炖约 1 小时至肉熟，吃肉喝汤。1 日 1 剂。

［功效］健脾益气，滋肾养精，乌须生发。

［主治］脱发、斑秃、须发早白。

（3）旱莲茅根汤

［组成］墨旱莲 50g，白茅根 50g，猪肉 200g。

［用法］将上药洗净与猪肉共炖约 1 小时至肉熟，吃肉喝汤。1 日 1 剂。

［功效］清热养阴、凉血止血。

［主治］鼻衄。

（4）参芪山药排骨汤

［组成］沙参 15g，黄芪 30g，山药 30g，陈皮 10g，制女贞 15g，猪排骨 500g。

［用法］将上药洗净与猪排骨共炖约 1 小时至肉熟，吃肉喝汤。1 日 1 剂。

［功效］益气健脾，增强免疫力。

［主治］素体虚弱，或病后体虚，食欲不振，易感冒，或小儿营养不良。

7. 内治与外治相结合

李孔定在治疗多种疾病时，常辅以外治之法。其常用的外治法有中药水剂熏洗、坐浴、浸泡；中药粉剂制膏外敷；中药粉末塞鼻等。

案 1 带下病

黄某，女，31 岁。1998 年 4 月 12 日初诊。

主诉：带下黄稠量多伴阴痒 3 日。3 天前无明显诱因出现带下量多，色黄稠，阴痒，伴小腹隐痛，小便频急、刺痛。自用“洁尔阴洗液”及口服“青霉素胶囊”无效。舌暗红，苔黄厚，脉弦。尿常规：白细胞（12～20）/HP。妇科检查：阴道充血明显。白带镜检：滴虫（+）。本例患者为感染病虫，蕴于阴中，虫蚀而阴痒带下，小便频急，刺痛，小腹隐痛，苔黄厚，舌暗红为兼湿热之象。诊为带下，阴痒（虫蚀阴中，湿热内蕴）。治以清热解毒除湿杀虫。

处方：南沙参 30g，苍术 15g，黄柏 30g，土茯苓 50g，赤芍 30g，大蓟 50g，地锦草 30g，小茴香 15g，白英 30g，知母 30g。同时配合除湿止带方（乌梅、贯众、地肤子、苦楝皮、苦参各 30g，桃仁 12g）。

熏洗坐浴，来诊 3 次，共治疗月余，症状消失，复查尿常规及白带常规正常。

按：本例外用之除湿止带方适合各型感染性阴道炎，有清热除湿止带止痒功效。用法：取该方药以水煎取 1000mL，熏洗坐浴，每晚 20 分钟。

案 2 手足癣

某，女，56 岁。2000 年 3 月 12 日初诊。

双手、足掌指（趾）关节糜烂、瘙痒，有针尖大水泡已 10 余年，涂擦多种治癣药物无效。现皮损蔓延至手腕、足踝，抓痕累累。予外治验方：乌梅 30g，苦参 30g，贯众 30g，土荆芥 30g，萹蓄 30g，土茯苓 30g，大枫子 30g。水煎取汁，浸洗患处，1日2次。半月后患部糜烂消失，皮肤颜色由暗紫转淡红，尚有水泡，嘱前方继用，共治疗40余天，皮损完全消失，遗留少许暗褐色色素沉着，无任何不适。

按：本例外用方药系李孔定治疗手足癣验方。诸药均有解毒杀虫之力，外用浸泡，直接作用于患处，而收佳效。

案3 前列腺增生症

邹某，男，67岁。1999年10月14日初诊。

诉身患多种疾病，有高血压病、冠心病、痛风、胆结石、前列腺增生，并有结肠癌手术史。现动则心累心跳，胸闷不适，乏力困倦，右上腹时胀痛，小便淋漓不尽，尿时刺痛、分叉，会阴部坠胀酸痛。舌暗红，苔薄白，脉结代而弦。测血压150/100mmHg，血尿酸0.627mmol/L，B超提示：胆结石直径约0.8cm。前列腺中度增生。患者年老多病，肝肾亏损，水不涵木，心之气阴不足，心脉瘀滞，而致心悸胸闷、头晕、血压升高；肝脾不调，湿浊内蕴，湿浊蕴结于胆而成结石；浊瘀互结，阻滞经脉，形成痛风；湿热下注，血瘀气滞，肾之气化失司，而小便不利。病情复杂，多药杂投，难免掣肘之嫌。李孔定以益气养心、补肾健脾、活血利胆之内服方治其上部之疾，以活血通络散结之外用方治前列腺增生。内服方为：黄精30g，玉竹30g，连翘30g，丹参30g，刺五加15g，白术30g，枸杞子30g，桑寄生30g，郁金15g，车前子50g，山楂30g，大枣50g，香附30g，牡蛎30g。2日1剂。外用方为：红花12g，小茴香30g，赤芍50g，黄柏30g，莪术30g，石菖蒲12g。水煎取汁，趁热熏蒸会阴，温度适宜时则坐浴15～20分钟，1日2次。以后复诊，内服方略有增减，外用方则无变动，治疗2个月后，小便通畅，会阴部无不适感，血压稳定在正常范围，血尿酸亦降至正常。心悸胸闷偶作，乃以丸药方巩固疗效。

按：前列腺增生属老年常见病。为肾气亏损，气滞血瘀而致。肾气不足，膀胱气化失司而小便不利，或淋漓涩痛，或频急无度。外用方中红花、赤芍、莪术活血散结；黄柏清下焦之湿热；小茴香辛温，温肾散寒，化膀胱之气；石菖蒲性温，《神农本草经》谓其“通九窍”，李孔定取其开窍之功，辛开下窍。诸药合用，可促进前列腺之气血运行，散其积聚。

四、诸般杂症，顾护脾胃

脾胃为水谷之海，气血津液生化之源，人身气血精神、五脏六腑、四肢百骸皆赖此以养。脾主升清，胃主和降，共同完成水谷之纳运。脾胃运化失常，精微失布，气机紊乱，可致多种病症；反过来看，许多病症在发展过程中又常影响脾胃功能。李孔定推崇东垣脾胃学说，十分重视脾胃的升降、运化功能，并效法叶天士、吴鞠通调理脾胃之阴，以弥补东垣学说之不足，认为“治内科杂病，调理脾胃为先”。

1. 脾胃疾病，健脾理气兼调肝

脾胃疾病，包括呕吐、呃逆、脘腹疼痛、腹泻、便秘等病症，其总的病机不外脾胃虚弱、寒热湿食等致运化障碍、气机升降失调。脾胃虚弱，运化失司，有气虚、阴虚、阳虚之别。气虚者常以五味异功散加减，健脾益气；阴虚者常以益胃汤、沙参麦冬汤类加减以养阴益脾；阳虚者常以理中汤加味温中健脾。因于寒者，喜用吴茱萸、小茴香、炮姜等温中散寒；胃热者，常用黄连、蒲公英、芦根、天冬等苦寒清热或甘寒养阴清热；湿滞者，常用砂仁、草果仁、草豆蔻、茵陈、茯苓等芳香化湿、淡渗利湿。气逆呕吐、嗳气、呃逆者，常以枳壳、赭石以降气；气滞脘腹满胀者，常用莱菔子、香附、枳实等行气导滞；食滞者，初则以平胃散加味，继则以消补兼施。李孔定认为，脾胃疾病与肝有着密切联系。肝主疏泄，肝气不舒，乘脾犯胃，或脾胃虚弱，土虚木乘。常致脾胃升降失调，运化失常。故李孔定处方用药注意兼调肝之疏泄，方中或合四逆散，或加栀子、茵陈、郁金、枳壳等清肝、疏肝、行气之品。如治吴某，射洪县人民渠工程师，长期便溏，1日数行，西医诊为“慢性结肠炎”，迭进中西药物治疗2年余无效。李孔定抓住患者便后仍脘腹胀满、脉弦之特点，诊为肝脾不调，土虚木乘，以四逆散加山药、滑石、白术、栀子、郁金、神曲、甘草，药尽四剂而脘胀消除，大便成形。

2. 调养脾胃，健中央以运四旁

《景岳全书》有云：“脾为土脏，灌溉四旁。”故李孔定治疗内科杂病无不以脾胃为本。治慢性肝炎、肝硬化，遵“见肝之病，知肝传脾，当先实脾”，以四君子汤为主方，加入清热解毒或行气活血化瘀消癥之品；心系疾病，强调“心以气为本”，心血之运行全赖气之鼓动，气虚血行不畅而致心血瘀阻，常用补子馈母法，以党参、黄芪、黄精、白术等健脾益气以助心血运行；治慢性咳喘，据“脾为生痰之源，肺为贮痰之器”之理，以培土生金法治之。常用五味异功散、六君子汤等加味，健脾化痰，杜生痰之源；治慢性肾炎，持续蛋白尿者，以四君子汤加黄芪、山药、莲米、芡实等健脾益气摄精；治带下绵绵，常以参、术、山药、土茯苓、黄柏、大蓟相伍，健脾除湿解毒，脾健湿去而带止；育龄妇女闭经，除确属血瘀经闭予活血通经之品外，李孔定一般均采取调补脾胃之法，俾气血旺盛，而经自行。如治夏某，34 岁，闭经 5 个月，前一二月用黄体酮治疗有效，后则无效，在他处服中药活血通经罔效，李孔定询其白带多而黄，腰腹胀痛，舌淡，苔白厚，脉细，属脾虚导致气血虚弱，湿热内蕴，处方：党参 30g，白术 30g，山药 30g，土茯苓 30g，蒲公英 30g，薏苡仁 30g，小茴香 15g，神曲 30g，赤芍 30g，甘草 10g，服药 2 周，月经即至。

3. 虚损之病，补不宜滞，调中为先

内科杂病，多见虚损之症，而虚损之症，不外精气内夺，积虚成损，《黄帝内经》所谓“精气夺则虚”是也。《难经》有五损之说，并谓治损之法为“损其肺者，益其气；损其心者，调其营卫；损其脾者，调其饮食，适其寒温；损其肝者，缓其中；损其肾者，益其精”。临床单独一脏受损者少，常见多脏受累。经云“虚者补之”，然纯补峻补，常可壅遏气机，加重病变。李孔定提出“补不宜滞”，补药须不碍脾之运化、胃之受纳。使用补剂，方中应佐适量行气、消导之品，调畅气机，醒脾开胃，以利补剂充分发挥作用。李孔定治疗虚损，注重调理脾肾。因肾为先天之本，为元气之所系；脾为后天之本，为气血生化之源。二者又以治脾为先，健脾助运，则气血精微化生有源，敷布全身，正气渐旺，虚损易复。李孔定常引张子和之言告弟子：“善用药者，使病者而进五谷者，真得补之道也。”治疗肺结核，即中医之“肺痨”，西医采用利福平、异烟肼等抗结核杆菌之品，古代中医则多以养阴润肺为主，如百合固金丸、秦艽鳖甲散等。李孔定则认为肺结核纯属肺阴虚者少见，其致病机理是正气亏损，感染瘵虫。故治疗一方面以参、芪、术、山药、黄精、制首乌、神曲等益气补脾扶正，一方面结合现代药理研究选用具有抗结核杆菌之品，如泽漆、土茯苓、鱼腥草、葎草、夏枯草等，

攻补兼施。一般不用滋腻之品，以免碍脾胃之运化。舌红少津，阴虚者，亦在健脾药中伍用沙参、天冬、百合养阴润肺，即无呆滞之弊。患者饮食增进，抗病力增强，结核病灶则易于消除。又如治疗癌症患者，李孔定认为健脾益气、解毒抗癌、活血化瘀为基本治疗原则。尤其是晚期癌症，或经放疗、化疗后，患者正气溃散，形神不支，汤水难进，此时若专务攻伐，势必重虚其虚，促其死亡。而调理脾胃，扶持气阴，使患者能进饮食，才是延长患者生命，提高生活质量的当务之急。李孔定谓此为“留人治病”法，待患者正气渐复，方可酌用攻散药物。明·万全《育婴家秘·五脏证治总论》云：“全谷则昌，绝谷则亡。”诚见道之言也。

五、久病多瘀，法当活血

1. 肺病多瘀，治肺需活血

李孔定在治疗肺系疾病方面，提出了“肺病多瘀”的观点，倡导“治肺需活血”的治疗大法。证之临床，疗效显著。

李孔定认为，肺与血液有密切关系，主要表现在两个方面：一是肺主气，具有调节全身气机，推动血液运行的作用。血液在脉管中运行，依赖肺气的推动，随着气的升降而运行全身，故云“气为血帅”“诸气者，皆属于肺”。另一方面，肺是血液进行气体交换的场所，全身的血液都是通过经脉而聚于肺，然后再输送到全身。正如《素问·经脉别论》说：“肺朝百脉，输精于皮毛。”然血液进行气体交换的完成，主要依赖于肺主气、司呼吸及宣发肃降功能。肺功能正常，则血液进行正常的气体交换，从而维持人体新陈代谢的相对平衡。当各种原因导致肺的功能失常，如肺气虚，则肺主气、司呼吸的功能减弱；外邪犯肺，或他脏功能障碍，牵累于肺，则肺的宣发肃降功能失调，均可使肺气不能推动血液正常循行，影响血液进行气体交换，而致血液瘀滞。故李孔定云：“肺主一身之气，肺气和，则血脉利；肺气病，则血脉瘀；血脉瘀，则肺病益甚。故肺病多夹瘀。”

李孔定认为，活血化瘀可以改善肺部血液循环，促进血液进行气体交换，从而恢复肺的宣发肃降功能。因此，李孔定治疗肺系疾病，在辨证论治的基础之上，常加入活血化瘀之品。实证常选桃仁、赤芍、莪术；虚证常选丹参、鸡血藤；

胸部胀闷疼痛者，选加香附、郁金、降香；血瘀痰滞者，加红花、泽兰。他认为，桃仁活血化瘀、宣肺止咳，功兼两用，用治咳嗽血瘀最为合拍；丹参性味平和，化瘀而不伤正，虚实皆可遣用；赤芍既可活血又可缓解气管痉挛；莪术活血力猛，但有清热解毒之功，肺热咳喘最为适用；红花、泽兰活血化湿，血瘀痰滞，用之允当；香附、郁金、降香活血行气，胸闷胸痛者，用之颇效。举例如下：

（1）宣肺活血治咳嗽

李孔定治疗咳嗽，以宣肺活血为大法。外感咳嗽者，治以解表散邪；内伤咳嗽者，治以扶正祛邪、宣肺活血。

如治何某，男，34岁，1991年9月4日初诊。患咳嗽伴胸闷6个月，胸部X线片示“肺部间质性炎变”。经住院用抗生素治疗40天，又服中西药治疗近5个月，疗效不佳。现咳嗽频作，痰少，胸闷，神疲乏力，形体消瘦，声低气短，面色白，口干，舌质暗淡，苔薄黄少津，脉弦涩。

证属气阴两虚，肺燥夹瘀，失于宣肃。治以益气养阴、清热润燥、宣肺活血。

处方：沙参30g，黄精30g，黄芩15g，连翘12g，浙贝母12g，桔梗15g，桃仁15g，赤芍30g，郁金12g，鱼腥草30g，甘草6g。

服上方3剂，咳嗽明显减轻，胸闷消失。上方去沙参、郁金，加党参、麦冬、丹参，续服9剂，诸症消失。复查X线片，胸部未见异常。

（2）益气活血平虚喘

李孔定治疗虚喘，常以益气养阴活血为大法。气虚者，用五味异功散合女贞子，再加活血之味；阴虚者，用生脉散合女贞子，再加活血之品；气阴两虚者，两方合而用之。

如治张某，男，68岁，1991年10月12日初诊。反复咳喘17年，加重2个月。现咳嗽，气喘，短气不足以息，动则尤甚。兼见心悸、自汗，形体消瘦，面色暗滞，唇色暗，舌质暗淡，苔薄白，脉沉细数。

证属肺肾两虚，兼夹血瘀。治以肺肾双补、益气活血。

处方：党参30g，丹参30g，女贞子30g，白术12g，茯苓15g，陈皮12g，红花12g，五加皮12g。

服上方4剂，气喘平息，心悸消除。上方去红花、五加皮，加山药30g，续服 10 剂。病情稳定。

（3）益气强心、活血利水疗肺胀

肺胀是多种慢性肺系疾患反复发作迁延不愈，导致肺气胀满，不能敛降得一种病症。以咳嗽、气喘、水肿、心悸等为临床特征。李孔定认为，本病的病位在肺与心，涉及脾与肾，病理上主要表现为气（阳）虚、痰阻、水停、血瘀，且易于化热，属虚实夹杂之证。李孔定治疗本病的基本治法为益气强心、活血利水，常以人参、五加皮、丹参、葶苈子、大枣、黄芩、枳实或青皮等组成基本方药，随证加减。

如治都某，男，56 岁，1991 年 11 月 24 日初诊。反复咳喘 23 年，伴水肿、心悸 1 年，加重 2 个月。症见咳嗽，喘息不能平卧，心悸，全身浮肿，以下肢为甚；面色晦暗，唇色紫暗，颈静脉怒张，小便量少，舌质紫暗，苔白滑，脉沉细数。

证属心肺气虚，兼痰阻、水停、血瘀。治以益气强心、活血利水。

处方：人参 12g，五加皮 15g，丹参 30g，葶苈子 30g，大枣 30g，茯苓 30g，枳实 12g，黄芩 15g，红花 10g。

服上方 3 剂，尿量增多，心悸、气喘减轻。续服 6 剂，水肿消退，悸、喘平息。复用五味异功散加女贞子、山药、丹参调治，病情稳定，未见喘息不已、心悸、水肿之象。

2. 治疗喉痹，活血需贯穿始终

喉痹临床常见。病变常易反复，治疗较为棘手。李孔定审证求因，治疗别开蹊径，屡获良效。

（1）湿热壅盛，清热解毒毋忘凉血散瘀

咽喉为肺胃的门户，若外感风热邪毒，伤及肺卫，侵犯咽喉，或胃热壅盛，火邪熏灼咽喉，热盛血瘀，则咽喉部红肿热痛、吞咽不利或困难、口干喜饮，甚则高热，舌质红，舌苔薄白或黄，脉数。检查可见咽喉部及喉核红肿，悬雍垂肿胀，或颌下有淋巴结肿大。对于本证的治疗，李孔定以清热解毒、凉血散瘀为大法，并言：“咽部因热则血瘀而红肿，血瘀则脉络不通而疼痛。治应清热解毒，毋忘凉血散瘀。”他常用银翘马勃散加蒲公英、黄芩、威灵仙、赤芍、牡丹皮、甘草进行治疗，效果颇佳。

佟某，女，7岁。1991年10月14日诊。因发热咽痛3天，自服板蓝根冲剂无效。诊见：体温38.4℃，咽痛，吞咽不利，咳嗽，口干。查：眼部红肿，悬雍垂肿胀，左侧颌下淋巴结肿大，舌质红，舌苔薄白，脉数。

证属风热喉痹。治以清热解毒、凉血散瘀。

处方：金银花12g，连翘10g，马勃6g，牛蒡子10g，射干10g，威灵仙10g，黄芩12g，赤芍12g，蒲公英15g，牡丹皮6g，神曲12g，甘草3g。

服药2剂，热退，咽喉痛减；续服2剂告愈。

按：患者因外感风热邪毒，伤及肺卫，侵犯咽喉，热盛血瘀，故见发热、咽喉红肿疼痛。自服板蓝根冲剂，虽清热解毒，但未凉血散瘀，故服之效果欠佳。方用银翘马勃散加蒲公英、黄芩、威灵仙、甘草清热解毒利咽；赤芍、牡丹皮凉血散瘀；神曲和胃，以防苦寒伤胃之弊。诸药合用，使热清、毒解、瘀散，诸症得除。

（2）阴虚火旺，养阴清热须兼理气活血

虚火喉痹，临床最为常见。主要是肺肾阴血、津液不足，虚火上炎，循经上蒸咽喉所致。以咽部不适、疼痛、异物感，常伴有吭咔动作为特点；常兼有咽痒、咳嗽、干呕等症状。检查可见咽部暗红，喉底处血络扩张，有散在颗粒，或互相连合成片如帘珠状，甚则喉底肌膜干燥、萎缩。李孔定认为，本证的基本病机为虚火上炎，气滞血瘀。故以养阴清热为大法，并参入理气活血之品，用玄麦甘桔汤加枳壳、丹参、赤芍（瘀甚者加红花）为基本方进行治疗，常获满意疗效。

郭某，女，40岁。1991年11月21日诊。咽痛5余年。每因讲话太久，或受凉后则咽部灼热疼痛，咽干涩。西医诊断为“慢性咽炎”，经治罔效。诊见：咽部灼热干涩疼痛，有异物感，晨起干呕。查：咽部暗红，有密集的颗粒，互相融合，喉底肌膜干燥，舌质暗红，舌苔薄白少津，脉沉细涩。

证属阴虚火旺，气滞血瘀。治以养阴清热、理气活血。

处方：玄参50g，麦冬30g，桔梗30g，丹参30g，枳壳15g，红花3g，甘草12g。

服药3剂，咽痛明显减轻；续服10剂，诸症消失。继以六味地黄丸加活血之品调治。随访，未复发。

按：李孔定常云：“治疗喉痹，一应针对病因‘火’而治，一应针对病机‘瘀’

而治。治喉痹不行其瘀，非其治也。”故治虚火喉痹，主张养阴清热、理气活血。方用玄麦甘桔汤养阴清热；丹参、赤芍、红花活血化瘀；枳壳理气行滞，“气行则血行”，可助活血药以行瘀，助养阴药以承阴液于上，且可防养阴药呆滞不灵之弊。诸药合用，阴液增而虚火降，其证可愈。

（3）阳虚喉痹，益气温阳佐以活血通络

阳虚喉痹，主要是由于喉疾日久不愈，阴损于阳，或因其人素禀阳虚，或用阴柔药过甚，皆可导致本证。表现为咽部疼痛、神疲乏力、舌质淡、舌苔白、脉沉细。检查可见咽部肿胀，颜色暗淡。李孔定常用参附汤加桔梗、甘草、丹参、红花、肉桂、黄连以益气温阳，活血通络进行治疗。若兼表寒，恶寒声嘶者，合麻黄附子细辛汤。

苏某，女，32 岁。1991 年 12 月 19 日初诊。

咽痛伴声嘶 1 年。易医数人。服清热泻火养阴之剂及抗生素治疗，未减。诊见：咽部疼痛，恶寒声嘶，咽痒，微咳，咽部肿胀，颜色暗淡，舌苔白滑，脉沉细。

证属阳虚喉痹。治以益气温阳，佐以活血通络。

处方：党参 30g，制附片 10g，丹参 30g，桔梗 30g，麻黄 6g，细辛 6g，肉桂 6g，黄连 12g，红花 3g，甘草 12g。

服药 3 剂，声音正常，咽痛明显减轻。上方去麻黄、细辛，续服 4 剂，咽痛消除。遂以金匮肾气丸善后。随访无恙。

按：李孔定谓：“咽部之疾，凡局部颜色不红者，多属虚寒之证。”该患者咽痛声嘶，舌淡，脉沉细，验之咽部，其色暗淡，虚寒之证显，故服清热养阴之剂尢效。为用党参、附片、肉桂益气温阳；麻黄、细辛、桔梗、甘草宣肺利咽；丹参、红花活血通络；反佐黄连以防温热太过。诸药合用，共奏益气温阳、利咽活血之功。药证相符，服之遂愈。

（4）湿热内蕴，清热解毒、活血化湿

湿热为病，以中焦脾胃为病变中心。咽喉为胃之门户，若湿热内蕴中焦，最易熏蒸咽喉为患。症见咽部疼痛、吞咽不利或困难、口干不欲饮，甚则高热，舌质红。舌苔白厚滑或黄腻。检查可见咽部红肿，甚则颌下淋巴结肿大。治宜清热解毒，活血化湿。李孔定常用甘露消毒丹加减以治之，屡获殊效。

蓝某，男，34岁。1991年8月27日初诊。

咽痛1个月。曾肌注青霉素5天，服清热泻火中药10余剂未效。诊见：咽部灼热疼痛，吞咽不利，口干不欲饮，头昏重，四肢倦怠，汗多，小便黄，咽部红肿，左侧颌下淋巴结肿大，舌质红，舌苔黄厚腻，脉弦缓。

证属湿热内蕴。治以清热解毒、活血化湿。

处方：藿香15g，草豆蔻10g，茵陈30g，黄芩15g，连翘12g，石菖蒲6g，赤芍15g，青黛（布包煎）15g，蒲公英30g，浙贝母12g，射干15g。

服药2剂，诸症明显减轻；上方去青黛，续服3剂而愈。

按：咽喉红肿热痛，治宜清热解毒利咽，用银翘马勃散加牡丹皮、赤芍等，常可奏效。然证属湿热内蕴者，用之则为南辕北辙，缠绵难愈。其治应以清热化湿为主，着眼中焦。方用藿香、草豆蔻、石菖蒲芳香化湿于中；茵陈清热利湿于下；黄芩、连翘、浙贝母、青黛清热解毒；射干、赤芍活血散结。使湿去热清瘀散，其症即愈。

六、湿热之病重分三焦，辨在气在血，论治“宜灵活，恶呆滞”

绵阳地处成都平原，天府盆地，日照偏少，湿气氤氲，易聚难散，故湿邪所致之病较多。而蜀中之人，嗜食辛辣，每易损伤脾胃，致湿从内生。外湿内湿相引，湿阻气机，气郁化热，复又兼饮食助热，而使湿与热合，则为病多端。湿热纠结，缠绵难愈，常见发热、身痛、头重、畏寒、脘痞、腹泻、呕逆、喘咳等症。

1. 湿热之病诊断

李孔定诊断湿热之病，主要依据是辨识舌象。凡见舌苔滑、腻者，色或白或黄，舌质红者，则多是湿热为患。复从舌苔的厚薄，区别湿邪的微盛；从舌上津液的多少和舌质红淡，辨热势之盛衰。

症状是诊断湿热的重要依据。湿热之邪，变动不居，可弥漫三焦，故为病多端，症状纷繁。在上可见头昏头痛、鼻塞浊涕、咽喉不利、咯痰、胸闷、咳嗽等；在中可见脘痞、呕恶、腹胀、泛酸、嗳气、便溏等；在下可见小便黄赤涩痛、阴痒，女性可见带下黄浊臭秽，男子可见阴部汗出等。若问诊之时，患者描述诸多症状，涉及多个系统，则当思为湿热致病。

除此之外，诊断湿热，尚需合参患者形体胖瘦、饮食习惯、居处环境及季节天气等情况，如此方能辨识全面。

2. 湿热辨证，重分三焦，辨在气在血

湿热内蕴，可遍及三焦，而辨证之时，当据症状，分别其在上焦、中焦或下焦。

上焦湿热证：包括肺、心包、咽喉及头面诸窍等部位。李孔定引叶天士语："湿与温合，蒸郁而蒙蔽于上，清窍为之壅塞，浊邪害清也。"湿热壅塞头面清窍可见耳聋、鼻塞、咽喉肿痛、咯痰、胸闷、咳嗽等症。

中焦湿热证：包括脾胃和肝胆。脾胃是湿热病变之重心。湿热郁阻中焦，其临床表现如叶天士所说"湿邪中伤之后，脾胃不醒，不饥不渴""舌黄脘闷，秽湿内著""脉缓，脐上痛，腹微膨，便稀尿短不爽，此乃湿郁脾胃之阳"。中焦湿热证的症状多见脘闷、腹胀、不饥、便溏、厌油、身目发黄等。

下焦湿热证：包括大肠、小肠、膀胱及前后二阴等部位的病证在内。湿热蕴于下焦，膀胱气化不利，则小便淋涩疼痛；湿热流注前阴，则带下黄浊臭秽、阴痒、阴部汗出等。

湿热具有蒙上流下之性，往往以一焦为主而三焦症状并见。故叶天士云"秽湿邪吸受，由募原分布三焦""胸满不饥，是阳不运行，嗜酒必夹湿，凝阻其气，久则三焦皆闭""脘闷，便溏，身痛，脉象模糊，此属湿蕴三焦""目黄脘闷，咽中不爽，呕逆，寒少热多，暑湿客气之伤，三焦不通"。而李孔定之诊断中，亦常见上中二焦湿热、三焦湿热等用语。

李孔定辨治湿热，尚分在气在血。病初湿热多在气分，而日久则深入血分。湿热深入血分，则病情愈加缠绵深重。湿热深伏血分，血行不畅，则可见舌红暗；湿热化燥伤阴，可见口干、舌面少津。

3. 湿热论治"宜灵活，恶呆滞"

治疗湿热之原则，李孔定提出"宜灵活，恶呆滞"。所谓"宜灵活"，就是运用走而不守之药以祛湿化湿。如用淡渗之药以利湿、芳香之药以化湿、苦降之药以燥湿。"恶呆滞"就是忌用柔润之药以增湿、酸收之药以固湿、甘壅之药以滞湿。具体治湿之法，李孔定认为，湿邪秽浊之存留，常致肺气失其宣降，脾气失其运输，肾气失其温化。故治湿不离调畅气机。强调脾为中州，是气机升降之本，气机通畅，气化则湿亦化。故诸湿之治，着眼于脾。《素问·至真要大论》谓:“诸湿肿满，皆属于脾。”就为后世的治疗指明了方向，常选药物有白豆蔻、厚朴、黄连、佩兰、黄连、茵陈等。在重点治脾的同时，佐以上下分消立法。在上焦侧重宣化肺气，肺主一身之气，肺之治节有权则一身之气运，气运则湿行，常选药物有桔梗、杏仁、麻黄、黄芩、三匹风等。在下焦侧重淡渗利湿，即开沟渠以泄之，使湿有出路。《外台秘要》云:“治湿不利小便，非其治也。”值得取法。常选药物有小茴香、肉桂、通草、黄柏、爵床等。更有素体阴虚之人，感受湿热之邪，治选苦寒燥湿、甘淡渗湿足矣，不可滥用芳香温燥之药；选用滋阴而不恋湿之沙参、玉竹、黄精、石斛类足矣，不可滥用生地黄、玄参。湿热在于血分，治选牡丹皮、紫草、赤芍、紫荆皮类清泻血热，再选柴胡、青蒿、蝉蜕、麻黄、荆芥类导湿由肌表而出；或选猪苓、瞿麦、地肤子、玉米须、车前子类导湿由小便而去。李孔定临证时除根据病情自组药方外，亦常用古方甘露消露丹加减治疗辨证为湿热所致之间质性肺炎、咽喉炎等；选用胃苓汤、达原饮等加减治疗辨证为寒湿证的胃肠疾患；选用二妙散加味治疗带下，温胆汤加味治疗烦呕。并从湿论治疑难顽疾，如皮肌炎、复发性口疮等，均取得显著疗效。

冯某，男，33 岁。1996 年 2 月不明原因出现咳嗽、气紧、胸闷等症，在当地医院诊为“肺炎”，用抗生素治疗罔效。继而出现面部发红，全身肌肉酸痛难忍，疲乏无力，吃饭、穿衣等均不能自理。转成都市某医院治疗，肌肉组织活检报告为:（左上三角肌）横纹肌组织中度变性。诊为“皮肌炎”。经大剂量激素冲击疗法，并口服雷公藤等药物，治疗 2 月余，诸症好转出院。出院后一直口服强的松 80mg/d，减量则痛不可忍。经病友介绍，于 1998 年 9 月 10 日来李孔定处诊治。症见形体臃肿、面色通红。诉全身疲软无力，行走约 100 米即全身肌肉疼痛，手足颤抖，欲仆不支。伴头昏胀，自觉体内蒸蒸烦热，汗出如豆，口渴喜饮，小便频数，大便溏泄，日 4 ~ 5 行，舌质深红，有瘀斑，舌上满布黄厚腻苔，左脉沉弦涩、右脉弦。诊为肌痹。

证属湿热内蕴，深伏血分，日久损伤脾肾。治宜清热除湿、活血透邪、补益脾肾。

处方：苍术、黄柏、泽泻、黄芩、丹参、小茴香、杜仲、桑寄生各 30g，草果 12g，青蒿、紫草、南沙参、黄芪、牡蛎、大枣、鸡血藤各 50g。

水煎服，2 日 1 剂，忌烟酒、辛辣肥甘等，嘱强的松每周递减 10mg。患者服上方 14 剂后于 1998 年 10 月 8 日复诊：诉疼痛、乏力明显好转，强的松已减为 20mg/d，仍潮热，上半身汗多，时感胸闷，舌脉同前。方药中病，仍宗原方加减，去桑寄生、小茴香，加白术、鱼腥草、橘核、狗脊各 30g，黄芪重用至 100g，以增强补中益气除湿之功。2 个月后再诊，全身及面部肿胀已消，皮色如常，体重由 74kg 减为 62kg，精神佳，行走如常，仅上楼时感轻微肌痛乏力，强的松已停服。重病初愈，以扶正兼涤余邪之剂巩固疗效。

处方：黄芪 200g，党参、白术、山药、茯苓、菟丝子各 150g，丹参、鸡血藤各 100g，刺五加、陈皮、黄柏各 50g，砂仁、五味子、淫羊藿、甘草各 30g。

共为细末，每服 10g，1 日 3 次，开水调服，现工作生活均如常。

七、盛衰皆病，以平为期

“和而不同，治取中和”是李孔定遣方用药的基本思想。“和而不同”一语，最早分别见于《论语·子路》和《左传·昭公二十年》。原意是有道德之人用此语来作为修己待人的原则。如遇到别人有错误言行，既不苟同附和，又能通过适当的方式，使之协调一致。晏子曾以制作菜肴为例，举水、火、油、盐、酱、醋等本为不同之物，处理得当，便可协调一致，成为美味佳肴。把不同的食物协调一致就是“和而不同”，也可简称“和”。和，又有中庸、中和、中道、中行、中正、时中等名称。为什么“和”要与“中”为伍？意为万事万物都会存在“过”（太多）与“不及”（太少）。减其过，增其不及，使之达到最佳适宜程度便是“中”。可见，“中”是说明“和”的状态的。古人从实践中认识到“中和”的重要性是覆盖万事万物的。如人生的吉凶得失、万物的生死枯荣、国家的兴衰存亡，都与是否“中和”有关。《周易·乾·象》“保和太保，乃利贞”、《老子·四十二章》“万物负阴而抱阳，冲气以为和”、《孟子·公孙丑下》“天时不如地利，地利不如人和”，就分别对上述的人和事做出了判断。这种影响之于后代是非常广泛而深远的。

中医的养生之道，完全是取于“中和”的。如“和于阴阳，调于四时”“处天地之和，从八风之理”“法于阴阳，和于术数”（均见《素问·上古天真论》）；“人体欲得劳动，但不当使极尔”（《三国志·华佗传》）。中医对除外伤以外的疾病的认识是某种或某几种因素导致机体阴阳（邪正）的偏盛（过）、偏衰（不及）的“不和”机制而致，治疗方法虽多，归纳起来不外“补虚”（补其不及）、“泻实”（泻其太过）两法，换句话说，只有扶正、祛邪两法。两法之用，必须适可而止，毋使过之，过之则走向反面。运用两法的目的在于使“不和”之体转变为“和”，即把偏了的“不中”转变为“中”。如从广义上讲，中医的治法都可叫“和法”。由于有“和法”的指导思想，便产生了“方剂”。剂，古书作“齐”，含调剂之意。如《汉书·艺文志》：“调百药齐（剂）和之所宜。”中医治病的方剂除极少数以外，百分之九十九以上都是由两味药以上的药物组成。组成方剂的要素是君、臣、佐、使。君、臣药的性味功效是相同或相似的，佐使药的性味功效是不同或相反的。把性味功效不同或相反的药物配合成方去治疗某一病证，其目标一致，就完全具备了“和而不同”的特点。所以，如从广义上讲，中医的方剂都可称为“和剂”。信口举出几方，都可证明此一事实：解表之剂，如桂枝汤中的各药，其味苦、甘、酸各异，其性温、平各殊，其共同目标，治风寒外感表虚证也；攻下之剂，如大承气汤中的各药，其味苦、辛、咸各异，其性寒、温各殊，其共同目标，治阳明胃家实也；补中益气汤诸药皆升，陈皮独降，参、芪、术、草、归皆补，升、柴、陈皮皆散，其不同如此，而其治疗脾虚中气下陷的目的则一也。明代的《普济方》载方达 61739 首之多，恐亦无一逾此规律。由此我们可以悟出，中医治病是以和为贵的，旨在从多方面调动人体主观能动性，协调病理状态，如同《孙子兵法·谋攻》“不战而屈人之兵，善之善者也”一样，只要组方得宜，尽量避免诛伐无过，就会却病而不伤正，或伤正甚微。此与西医之对抗疗法大异其趣。对抗疗法针对性强，收效较快，是其优点。但投鼠伤器，副作用多，常贻后患。从这一角度讲，中医治疗确有其特色和优点。特别是对老年、感染病毒、免疫功能失调、一身而患数病的患者，中医的疗法确要优于西医。我们应当继承发扬中医学，不断学习，充实提高，更好地为人类健康做出贡献。这是总的方向。但就“中医”这个身份而言，最主要的职责就是“医”。不能治病的“中医”纵能口若悬河，谈一通《内》《难》之道；笔如大椽，写百篇药石之文，也只能算“秀才”，不能算“中医”。“医”的最后工序是处方。处方当否，既为患者生命所系，又与中医命运攸关。古人遗留下来的方剂，至今恐怕已达几万甚至十几万首，我们用不着也不可能去记那么多。怎么办？李孔定一直认为，方是人为的，可以加减；药是客观的，不能改变。我们临证时，能用古方固然省事，不能用古方，则根据具体病症，本着“和而不同”的原则创制新方。识药重于记方，组方不能逾矩。

李孔定将“中和”概念引入中医治疗范畴，认为疾病的形成是人体感受某种致病因素导致阴阳失调的结果，论治的最终目的是祛除病邪，使人体偏盛或偏衰的阴阳恢复动态平衡，即《黄帝内经》所谓“谨察阴阳所在而调之，以平为期”。具体治疗则根据表里寒热虚实的不同情况采取相应的措施。表证宜汗，里证或攻或补，寒证宜温，热证宜清，虚证宜补，实证宜泻，这些都是共知的一般法则。但是，病症的出现，尤其是内科疑难病症，常表里齐病，寒热错杂，虚实并见。在此等情况下，李孔定临证除急则治其标外，常视邪正虚实、寒热轻重、营卫强弱、气血盈亏、升降顺逆、表里进退等具体情况，采用两个以上的矛盾方法去解决疾病的多重矛盾现象，心存顾此失彼之戒，遵循《黄帝内经》“谨守病机，各司其属，有者求之，无者求之，盛者责之，虚者责之，必先五胜，疏其血气，令其调达，而致和平”之训，倡导治病“取乎中和”，重视调和之法，主张用药“勿太过不及”。

李孔定精研医理，有得于先贤之深，治疗内科疑难病症，屡起沉疴。所倡导的论治“取乎中和”之学术观点，在临证时具体体现在处理好下述诸方面的辩证关系。

1. 温与清

温，指“寒者热之”；清，指“热者寒之”。治寒以热，治热以寒，是治疗的大法。但临床所见之内科杂病，纯寒纯热之证甚少，寒热错杂之证颇多，故常温清并施，视寒热之邪孰多孰少，而定温清药的比例、用量。同时注意“用热远热，用寒远寒”，中病即止，毋使过之，恐过用则反为药伤。如治疗寒性哮喘，方用小青龙汤，常酌加黄芩或石膏，以防寒郁化热，并可监制温药之太过，哮喘缓解，及时应用扶正固本、兼祛余邪之剂。又如治肺气肿伴急性肺部感染者，多为肺肾亏损，寒痰蕴肺，热郁其中，属本虚标实、寒热错杂，李孔定创金水交泰汤：南沙参 50g，黄精、紫苏子、制南星、赤芍、黄芩各 30g，地龙、木蝴蝶各

15g，肉桂、甘草各12g，方中黄芩、制南星祛寒痰而清郁热，佐少量肉桂，温肾阳而纳气平喘，并伍以益气养阴之南沙参、黄精、甘草，活血解痉平喘之赤芍、地龙、木蝴蝶、紫苏子，全方清温有序，补泻并施，临证取效屡矣。

2. 散与固

散，指宣散病邪，固，指固护正气，二者常相互为用、互相制约。如治疗慢性鼻炎、过敏性鼻炎，喜用荆芥、苍耳、辛夷、蝉蜕祛邪通窍，野菊花、土茯苓、紫草解毒泄浊活血，并用南沙参、大枣养阴益气，防辛散太过之弊。又如治疗体虚感冒，咳嗽痰多，缠绵不愈，或反复发作，纯补则碍邪，纯祛邪则体益虚，李孔定常用小柴胡汤加味，方中柴胡、生姜祛表邪，黄芩、半夏祛里邪，人参、甘草、大枣扶弱固气，表虚汗多，营卫不和者，合桂枝加龙骨牡蛎汤。如此，则表里之邪得解，寒热之邪可去，虚实之证可除，营卫不和可调。小儿、成人咸宜，疗效显著。

3. 升与降

《黄帝内经》谓“升降出入，无器不有”“升降息则气立孤危”。升降为人体气血之正常运行，人体脾主升清，胃主降浊；肺主肃降，又有宣气之功；肾水上济心阴，心火下助肾阳。水火既济，升降相因，则百骸协调，升降失常则疾病丛生。医者用药调节气机之升降，旨在恢复脏腑功能，勿使升而无制，降而太过。李孔定常以四逆散加味治疗多种疾病，方中柴胡升清阳，枳实降浊阴，二药一升一降，佐芍药疏导气血，合甘草扶正缓急，共奏调和脾胃气机之效。随证加郁金、鸡内金、茵陈可治胆囊炎、胆结石；加威灵仙、金钱草，枳实易小茴香，可治肾结石；加五味子、丹参、黄芩、百合、台乌、神曲可治慢性萎缩性胃炎等。李孔定还创升降散，处方：熟地黄50g，白芍50g，升麻15g，葛根30g，川牛膝30g，甘草10g，用于治疗肩周炎、慢性咽喉炎、骨质增生症以及气血瘀结于体表，表现局部灼热或寒冷、疼痛、麻木之症。方中熟地黄、白芍补血调阴，升麻、葛根升阳举陷，川牛膝引血下行，甘草益气，调和诸药并缓急，全方升降配伍，上下分消，相反相成，促进气血运行，从而达到瘀散结解之目的。

4. 攻与补

《黄帝内经》指出“正气存内，邪不可干”，“邪之所凑，其气必虚”。李孔定认为，内科论治不外祛邪与扶正两个方面，实则当攻，虚则当补。然内科杂病多虚实夹杂，故李孔定十分强调扶正与祛邪并施，重视顾护脾胃，每于攻邪方中加入南沙参、神曲、山楂等益气健脾和胃之品，脾气健运，化生有源，邪易退却。治疗慢性虚损，强调“补不宜滞”，常补消合用。因虚损之脏，难以运化，纯补峻补，反壅滞碍脾。考补中益气汤、异功散均用陈皮，归脾汤之用木香，薯蓣丸中有神曲……李孔定法前人处方之意，治疗脾胃虚寒之证时，常于温补方中加入陈皮或神曲；治疗脾肾虚寒之证时，常于温补方中加入小茴香或肉桂；治疗肺胃虚热之证时，每于清润方中加入木蝴蝶或橘核；肝虚施补，常加吴茱萸；心虚施补，常加远志。同时注意消散药在补剂中所占的比例，一般不应超过三分之一，否则易犯虚虚之戒，而致不良后果。

5. 燥与润

四川地处盆地，日照偏少，古有“蜀犬吠日”之诮，环境潮湿，疾病过程中多见湿邪为患之证。湿为阴邪，其性氤氲黏腻，难以速已，非若寒邪之一汗而解，温热之一凉则退。李孔定擅长用甘露消毒丹化裁治疗间质性肺炎、急性喉炎、扁桃体炎属湿热型者；用达原饮治疗慢性胃炎、肠炎由湿浊阻滞所致者；用通关丸合二妙散加味治疗湿热蕴结于下焦的急性泌尿系感染；用真武汤或苓桂术甘汤治疗寒湿伤阳表现的水肿、痰饮等证。除湿之品，尤擅用草果，吴鞠通谓“草果温太阴独胜之寒，芳香而达窍”，于湿滞痞结、背心寒冷、苔白厚腻者，草果温通开窍，效力卓著。但除湿之品，或为辛香温燥，或为甘淡渗利，均易耗伤阴津，临证须细心推求，斟酌除湿药物之多寡轻重。若审其为阴虚夹湿之证，常用知母、石斛、沙参类养阴而不甚碍湿，酌用苇根、薏苡仁、茯苓利湿而不甚伤阴之味，使除湿而不伤正。总之，治湿不离“喜灵活，恶呆滞”的原则，在燥与润的关系上注意药物的选择和配合的比例，不宜过燥伤阴，亦不宜过润滞湿。

6. 兴阳与制亢

亢奋与沉疲是一对互相矛盾的关系。李孔定在治疗神经系统病变时，在辨证论治的基础上，善于调节亢奋和沉疲的关系，使神经功能恢复正常状态。如治重症肌无力症，李孔定认为本病的病机为脾肾气虚，症见眼睑下垂、四肢无力、吞咽和呼吸困难，都是该病机的多种表现，治以大剂甘温之品温补脾肾，选用黄芪、北五味子、刺五加、淫羊藿振奋神经功能，党参、白术、山楂、神曲、甘草健脾益气助肌力，青蒿、黄芩抑肝以防克土，佐鸡血藤活血并通络，组成基本方。该方配伍以兴阳抑亢相结合，临床随证加减，常收显效。又如治疗失眠，处方中常加入对药磁石 30g，北五味子 12g，磁石重镇安神，引阳入阴，北五味子酸温益气，有振奋心阳协调心阴之作用，二药相伍，能够调节心神，抑制大脑皮层的亢奋，改善睡眠。

李孔定论治内科杂病“取乎中和”的学术思想在临证用药的体现多种多样，本文所述仅举其隅，未及全豹，临证应随病症之变化情况，把握“以平为期”的原则，灵活处理各个相反相成的辩证关系，用药力避“太过、不及”。

八、中学衷悟，西学为参

李孔定的重要学术思想之一“中学衷悟”是指在临证之时，要以中医的理论和思维方式来指导临床的辨证诊疗活动。

中医根植于中国古代传统文化，是运用中国古代的阴阳五行学说，以整体观念为主导思想，以脏腑经络的生理、病理为基础，以辨证论治为诊疗特色的医学理论体系。两千多年来，中医以其卓越的临床疗效，为华夏民族的生存繁衍做出了不可磨灭的贡献。而今，更因其优异的疗效及博大精深的学术内涵，受到了越来越多的国家和民众的接纳和喜爱。

但是，现在中医亦面临着严峻的考验，即在现代科学技术蓬勃发展的今天，怎样才能做到“继承开拓，不断向前”。李孔定认为，要让中医能够继续生存并不断发展，首先要做到保持中医的特色，在临证之时，要以中医的理论和思维方式来指导临床的辨证诊疗活动，亦即“中学衷悟”。具体体现在运用中医学的两大基本特点——整体观和辨证论治，对中医基础理论有较好的把握，对中医的思维特点能娴熟运用。

1. 整体观在临床诊疗中的具体运用

整体观为中医的两大基本特点之一。即认为事物是一个整体，事物内部的各个部分是互相联系的；事物和事物之间也有着密切的联系，整个宇宙也是一个大的整体。

整体观是整体思维的产物。整体思维，指在观察分析和研究处理问题时，注重事物本身固有的完整性、统一性和联系性，以普遍联系、相互制约的观点看待宇宙及其万物的思维方式。中国哲学的整体思维不仅把整个世界视为一个有机整体，认为构成这个世界的一切事物都是相互联系、相互制约的，而且把每一个事物又各自视为一个小的整体，除了它与其他事物之间具有相互联系、相互制约的关系外，其内部也呈现出多种因素、多种层面的普遍联系。（张其成《中医哲学基础》）

中医学以这种整体思维为指导，发展出了一系列极具特色的中医整体观，在养生以及疾病的辨证治疗等多个方面对这一观念进行了诠释。而临床上，不同层次的医生，对此则有不同的理解。李孔定对于整体观熟稔于心，在不同方面、不同层次上，将这一观念应用于临床，这也构筑了李孔定临床治疗效果卓著的基础之一。

如在治病与养生的关系上，李孔定认为两者密不可分，当整体对待。生病多因于养生不善。李孔定引《三因极一病证方论·三因论》将病因分为内所因、外所因、不内外因。其云："六淫，天之常气，冒之则先自经络流入，内合于脏腑，为外所因；七情，人之常性，动之则先自脏腑郁发，外形于肢体，为内所因；其如饮食饥饱，叫呼伤气，尽神度量，疲极筋力，阴阳违逆，乃至虎野狼毒虫，金疮折，疰忤附着，畏压溺等，有悖常理，为不内外因。"而三因之中，外所因之六淫等邪气得以侵袭人体而发为疾病，与人体的正气密切相关。正如《灵枢·百病始生》所言："风雨寒热不得虚，邪不能独伤人。卒然逢疾风暴雨而不病者，盖无虚，故邪不能独伤人。此必因虚邪之风，与其身形，两虚相得，乃客其形。"而内所因之七情伤人，则是情志不调，令疾病生于内也。而不内外因中能节制饮食劳逸，"无犯王法""不立危墙之下"，平时谨慎，亦可免去大半也。

而养生得宜则能不病或少病，而享长寿。《素问·上古天真论》云："上古之人，其知道者，法于阴阳，和于术数，食饮有节，起居有常，不妄作劳，故能形与神俱，而尽终其天年，度百岁乃去。"又云："夫上古圣人之教下也，皆谓之虚邪贼风，避之有时，恬惔虚无，真气从之，精神内守，病安从来。是以志闲而少欲，心安而不惧，形劳而不倦，气从以顺，各从其欲，皆得所愿。"如此从饮食起居、劳逸结合、慎避邪气、志闲少欲等多个方面养生，方能够不病少病，尽终天年。

因此李孔定在治病之时，不能仅仅强调药物治疗，还应从养生的多个方面加以注意，方能获得良效。李孔定在诊疗之时，对于养生中的饮食、运动、情志等方面非常注重。

李孔定在治病之时，常配合运动以进行治疗，并称之为“体疗”。体疗的功用在于使气血流通，强身健体。运动治疗主要包括两个方面：一是虚弱类疾病，在静养的基础上，应适当运动。如练习太极拳、八段锦等中医养生功，或是按摩经络穴位以调畅气血。二是对于一些因为平时姿势不良或劳损所致的疾病，李孔定强调运动以疏通局部气血，减轻症状，并防止复发。如李孔定治疗颈椎病，在内服药的基础上，切切叮嘱病人做颈部锻炼。

情志治疗，李孔定又称之为“心疗”。正如俗语所言，“人非草木，孰能无情”。七情不和，每令病起于内，故调和情志是养生的重要内容。人们多强调和喜怒、去忧悲、节思虑、防惊恐。李孔定于养心，则自有所得。李孔定幼习诗书，从广博的传统文化中汲取了大量的精华。李孔定认为养心当重修身养性，早年当效法家，锐意进取；中年当学儒家，平和中庸；晚年宜仿道家，志闲少欲。而“虚一而静”则当贯穿其中。虚者，言淡泊而明志也；一者，言好学深思，不可三心二意，旁骛过多；静者，宁静而致远也。李孔定早年亦好文学，诗词歌赋兼修；书法亦为李孔定所好，各家之中，喜魏碑体，认为其刚健中正。然自习医之后，心慕岐黄，而于此二者则不再深思以求精进。然正如《素问·举痛论》所说：“百病生于气也，怒则气上，喜则气缓，悲则气消，恐则气下，寒则气收，炅则气泄，惊则气乱，劳则气耗，思则气结。”郁证、脏躁、梅核气以及脾胃之疾，多与情志相关。故而李孔定在治疗之时，除用药物疏肝理气之外，常重视心疗，以语言劝慰患者，并嘱其调畅情志，适当活动，多与人交流，同时亦嘱病人家属多安慰疏导患者，从而调和七情而助病情缓解。

除此之外，李孔定在临证之时，常结合多种治疗方法，如导引、针灸、膏药、烫熨、熏洗等，以及内外合治、药食并用等亦可视为整体观的体现。

2. 精微盈亏论

医者，意也。不同的医生对同一现象可有不同层面的思考，而这种思考的层次往往与其临床效果相关联。在整体观的统摄下，李孔定对于一些病理性的排泄物增多，提出了“有盈于此，必不足于彼”的精微盈亏论。

升降出入，无器不有。人生于天地间，无时无刻不在与外界进行着物质交换。饮食入于胃，经过脾胃运化，水谷精微奉养形体精神，而糟粕则通过二阴排出体外。正常情况下，人体每日排泄物和分泌物有其各自一定的量。“有盈于此”，即是指某些部位的病理性排泄物增多。“必不足于彼”则有两层意思，一则从症状而言，此处病理性排泄物增多，必然导致其他部位的精气血等物质不足，因实而致虚也；二则从病机而言，某些部位的病理性产物之所以增多，常因其他部位的功能低下，因虚而致实也。而盈于此而致不足于彼者，皆因人体为一整体，正常情况下其内蕴藏之气血精微在动态之中保持总量大致不变，若疾病导致病理排泄物增多，则导致精微流失，故彼处必不足也。

在临床上，常见带下增多日久的病人，往往伴乏力神差、易感冒等症状。究其原因，则在于由于感染邪毒，导致白带增多，即“有盈于此”；而白带，乃是人体之气血精微变化而成，白带增多即是气血精微丢失多，形神失养，从而导致乏力神差、易感冒等症状，即“不足于彼”。而造成白带增多日久难已的原因，则与人体正气虚弱，导致邪毒感染有关。举一反三，则长期较多的咯痰、流涕、蛋白尿等，均可以此类推。进一步扩大开来，长期二便量次增多者，亦可见其他的不足之象。

基于此论，李孔定在治疗之时，则权衡虚实以调补之。如白带日久者，李孔定治疗之时除了清热解毒利湿之外，必重调补脾胃，因脾虚不运，带脉失约，感染邪毒方成此疾，故调补脾胃是为治本。且白带过多，致气血暗耗，常有不足之症，若见眠差者，则合养心安神；见易感冒者，宜加益卫固表。故尚需观其脉证，随证以治之。

3. 审证求因的辨证层次

中医辨识病因，是通过致病因素作用于人体之后引起的机体的整体反应状况，由此来确定和推求发病的本质原因。正如《素问·至真要大论》云：“诸风掉眩，皆属于肝；诸寒收引，皆属于肾；诸气膹郁，皆属于肺；诸湿肿满，皆属于脾；诸热瞀瘛，皆属于火……诸转反戾，水液浑浊，皆属于热；诸病水液，澄澈清冷，皆属于寒；诸呕吐酸，暴注下迫，皆属于热。”因此，治病需“谨守病机，各司其属，有者求之，无者求之，盛者责之，虚者责之，必先五胜，疏其血气，令其调达，而致和平”。

然临床中，不同的医生对审证求因的运用层次却存在很大差别。李孔定在临证之时，思路不局限于前人以总结之常规范式，必审察深思，以求其本，然后标本同治，而获良效。

如治疗胃痛。《景岳全书·心腹痛》："胃脘痛证，多有因食、因寒、因气不顺者，然因食因寒，亦无不皆关于气。盖食停则气滞，寒留则气凝。所以治痛之要，但察其果属实邪，皆当以理气为主。"《临证指南医案·胃脘痛》："初病在经，久痛入络，以经主气，络主血，则可知其治血之当然也，凡气既久阻，血也因病，循行之脉络自痹，而辛香理气、辛柔和血之法，实为对待必然之理。"有鉴于此，则时下较多医生，一见疼痛，则默念"痛则不通，通则不同"，故行气活血止痛之药如延胡索、枳壳、川芎、陈皮、丹参、姜黄等运用甚多；一见胃病，便思"见肝之病，知肝传脾，当先实脾"，于是疏肝之品柴胡、香附、佛手必不可不少。而李孔定临证时则不然。必据患者舌脉及其他表现，综合而推知其胃痛之因。虽胃痛必有不通之机，但不通之原因则人人可各有不同。《顾氏医镜·胃脘痛》："须知拒按者为实，可按者为虚；痛而胀闭者多实，不胀不闭者多虚；喜寒者多实，爱热者多虚；饱则甚者多实，饥则甚者多虚；脉实气粗者多实，脉少气虚者多虚；新病年壮者多实，久病年老者多虚；补而不效者多实，攻而愈剧者多虚。必以望、闻、问、切四者详辨，则虚实自明。"即是当四诊合参，辨其虚实寒热、在气在血，伤于饮食劳倦或是七情或是外感。若外感寒邪或过食生冷，而致寒凝气滞胃痛者，则当温中散其寒气，可用吴茱萸、干姜、川芎、紫苏叶；若反复因情志不遂而发者，调肝疏肝为必然，可佐柴胡、香附、佛手，尚需嘱患者调畅情志，方能减少复发；若见舌红少苔或舌面少津者，为气阴虚之状，其气滞血瘀乃因虚而致，李孔定喜用石斛、沙参、黄精补益气阴，若一味只知行气活血，反有伤阴耗气之患，而犯虚虚之戒；若胃痛兼便秘日久，则须通便，使腑气通降，胃气方能下降而和顺，需加莱菔子、火麻仁，严重者可用大黄、芒硝以通下；若胃痛兼嗳腐泛酸者，则行气需佐通降及消食之品，如山楂、神曲、法半夏、茵陈等。

学术传承

川派中医药名家系列丛书

李孔定

一、中医教学实践

李孔定是中医临床家，更是中医教育家。从事中医教学50余载，从县卫生进修校到地区中医学校，从中医函大到中医高研班，他先后培育杏林新秀数以千计，很多成为中医医疗、教学、科研和中医医院管理骨干。在长期的中医教学实践中，李孔定形成了独特的中医教学思想。他牵头完成的“中医高级临床人才培养方法研究”课题获得绵阳市科技进步奖，他探索出的中医高级研修班办学模式受到广泛好评。

李老常以唐代文学家韩愈的名言“业精于勤，荒于嬉”教导学生学习过硬的本领。要求学生“为医要有三要：理论要深，临床要精，医德要高”。并指出“基础要坚实，收获勤与思，业精于实践。此三点是治学之道不可或缺的”。他强调学生不仅要深研中医经典著作，而且要博览文、史、哲、儒、道、释、诸子百家，还要研习古今名家著述、医案，对现代科技知识，特别是现代医学也不可不知，以开阔眼界，启迪思维，提高医技水平。这些思想，在他整个办学过程中都得到了充分体现。

他在绵阳中医学校主管教学工作期间，坚持从严治学，从严执教。要求教师除严格课堂教学、考试考核纪律、强化实验课和毕业实习外，还采取抽背、默写课本重点内容、专题讲座、知识和技能竞赛、临床见习、床旁教学等手段，使学生既有扎实的理论知识，又有丰富的实践经验，努力培养学生独立诊治疾病的实际工作能力。树立了良好的校风和浓郁的学风。

培养高层次中医临床人才是李老多年的心愿。1990年，李老被确定为全国500名名老中医药专家学术继承导师之一，首批带教了张耀、景洪贵两名高徒。要求他们必须精理论、会看病、能教学、懂科研，两人后来都成为四川省名中医。

1995年6月，已经古稀之年的他“自知年事已高，可眼睁睁地看到中医阵地日趋萎缩，真是揪心，如果不在有生之年尽绵薄之力，良心有愧！”毅然以市政协副主席身份向时任中共绵阳市委书记冯崇泰递交了以培养中医高级临床人才为主的五条建议，引起了市委市政府的高度重视，并为此每年拨出 40 万中医专款支持发展中医事业。

1997 年，李孔定再次被确定为国家名老中医药专家学术经验继承工作指导老师，遴选谭亚萍、沈其霖为学术传人。为了在有生之年给绵阳培养更多中医高级人才，他主动要求扩招高徒，开办首届三年制中医高级研修班。得到了省市主管部门的大力支持，该班于同年 7 月正式开学，学生李时明、吴远明、马文红、叶海燕、敬博、罗先涛、李庆之。李老亲自选择审定教材，聘请各科教师，除了教授中医临床课程外，还开设了古代汉语、形式逻辑学、先秦诸子文学、诗词格律、书法讲座等课程，并亲自讲授《黄帝内经》《温病条辨》。临床带教早期以“跟师诊病抄方”、后期以“徒诊师审”的形式，使学生的临床能力很快得到提高。李老带教弟子十分重视道德教育。要求学生淡泊明志，宁静致远，正正派派做人，兢兢业业做事。在中医高级研修班开班时即赠送学员对联“升官发财请走别路，赌钱炒股休进此门”。并亲自撰写《江城子·绵阳市中医高级研修班班歌》，每周一课前唱诵：“中华历史五千年，锦江山，育芝兰。四大发明，日月丽长天。科技领先夷夏仰，英学者，笔如椽。《内经》渊博国医源，代薪传，青胜蓝。盛世躬逢，重任系吾肩。师古不泥宗发展，勤苦学，写鸿篇。”教育学员要为济世活人而学医，不为谋取私利而读书，力求做到为医清廉、医德高尚。对于优秀学员，他都要自掏腰包购书并题诗赠送以嘉勉。在他的言传身教下，弟子们都能严于律己，忠于中医事业，善待患者，勤奋努力工作。

2008 ~ 2010 年，李老还以高龄重病之躯坚持临床和教学工作，带教了绵阳市第二期中医高级研修班 13 名高徒和 1 名四川省中医药学术经验继承人（高玉娟、袁晓鸣、秦万玉、董正东、倪明、敬才均、高兴松、王昕、费一轩、李华成、王祥双、高锋、聂采利、蒲德甫）。

二、学术传人介绍

1. 李正己

李正己（1951—　），汉族，四川省蓬溪县人，副主任中医师。1970 年开始师从父亲李孔定学习中医，1973 年 4 月起在蓬溪县中西医进修学校工作。1979 年 3 月从四川医学院医学系毕业后，先后在蓬溪县文井区卫生院、剑阁县中医院、绵阳市中医药研究所、绵阳市中医院从事临床工作。临床主张中西医辨证辨病相结合诊治疾病，擅长治疗内科疑难病症，喜用草药，尤其是采用祛风、活血、利尿法治疗痛风等疾患，疗效显著。参编医著 1 部，发表论文 8 篇。

2. 张耀

张耀（1951— ），汉族，四川省梓潼县人，绵阳市中医医院主任中医师，成都中医药大学兼职教授。

早年师从同邑名医蒲培生，1975 年毕业于绵阳中医学校，曾参加成都中医学院函大师资班深造。先后在梓潼县仁和区医院、梓潼县卫生局、成都中医学院函大梓潼站、梓潼县中医院、绵阳市中医院工作。1991 年师承著名中医李孔定，耳濡目染，历时 3 年，得其精要。历任四川省中医高级职称评委、绵阳市专家评审委员会委员、绵阳市科技评审专家、四川省中医学会理事、四川省中医学会首届糖尿病专委会及仲景学说专委会委员、四川中医药高等专科学校客座教授、四川省中医师承教育导师、绵阳市高级中医研修班教授。

从事中医临床工作 40 余年，擅长中医内科，对妇、儿、外科研究有素。对肺系、心系、脾胃、内分泌、过敏性疾病等的诊治有较高的造诣，临床经验丰富。集萃众长，融贯古今，主张师古而不泥古，尊古而有创新。临证重视正气，善护脾胃。主张精方简药，药少力专。曾多次成功地处治肝硬化腹水、再生障碍性贫血、慢性阻塞性肺疾病、病毒性心肌炎、甲状腺功能亢进、高热、血证、厥脱、斯蒂尔综合征、多囊卵巢综合征、不孕不育等疑难危重病例。对咳嗽变异型哮喘有深入研究，疗效显著。主持完成的“龙虎丹外用临床研究”“脱敏合剂临床研究”“李孔定学术研究”等科研项目，获省市科技进步奖 4 项，发表《李孔定治疗慢性肺心病的经验》等学术论文 50 余篇，主（参）编《养生与保健》《李孔定论医集》《现代名中医内科绝技》《中华名医特技集成》等医书 8 部。培训乡村医生 200 余名，中医函大生 20 余名；带教绵阳市第一和第二期高级中医研修班学员 20 余人次；带教中医院校实习生 250 余人；带教全省县级中医骨干班学员、本院职工及进修生 60 余名。

先后被评为四川省有突出贡献优秀专家、四川省名中医、四川省卫生厅学术技术带头人、四川省杰出青年中医、绵阳市首届十大名中医、绵阳市科技拔尖人才。

3. 景洪贵

景洪贵（1953— ），羌族，四川省北川县人。绵阳市中医医院主任中医师，成都中医药大学兼职教授，四川省老中医药专家师承教育导师，全国第五批老中医药专家学术经验继承工作指导老师（博士生导师）。

1969 年 4 月在北川县白什乡医院工作，师从陈阳春先生。1975 年 9 月毕业于成都中医学院医学系。先后在绵阳中医学校、北川县卫生进修学校、北川县中医医院（兼任成都中医学院函授大学教师）、绵阳市中医医院从事临床、教学、科研工作。1991 年 7 月跟全国首批 500 名老中医药专家李孔定教授学习，历时 3 年，学业精进。先后在成都中医学院附属医院、中国中医研究院进修学习。

临床主张博采众长，遵古创新，衷中参西，辨证与辨病结合，辨证论治与专病专方结合。长于内科，擅治肺系疾病、心脑血管病、肾系疾病。宗李孔定老师“肺病多瘀，治肺需活血”“治中焦如衡，法当中正”之说，治疗肺系疾病在辨证论治基础上兼以活血，治疗脾胃疾病，选方用药，力求中正，收效良多。创制的“肺心宝汤”治疗肺心病，参蛤膏治疗慢性支气管炎、肺气肿、支气管哮喘疗效较好。提出肺胀（肺心病）在病机上主要表现为气虚、血瘀、水停、痰阻，治疗上强调益气强心、活血利水；“不寐多因于肝郁，治不寐需调肝”；“治泌尿生殖系疾病需调肝”等见解。参加编写《李孔定论医集》《中华名医特技集成》等医书 6 部，发表《李孔定治肺需活血的临床经验》等论文 55 篇，获省、市级优秀论文奖 7 篇，完成省、市级科研课题 6 项，获科技进步奖 4 项。

先后被评为四川省名中医、绵阳市首届十大名中医、绵阳市科技拔尖人才。

4. 沈其霖

沈其霖（1962— ），汉族，四川省江油市人，研究生学历。绵阳市中医医院副院长、主任中医师，成都中医药大学教授、硕士生导师。先后毕业于绵阳中医学校和成都中医学院，师从四川省首届十大名中医李孔定 30 余年，颇得其真传。多次深入县、乡，拜访了 20 余位名老中医及其传人，广泛收集整理名老中医临床经验，编写了《绵阳市现代名医录》。还与全国多位名老中医建立了深厚的师生情谊。集众家之长形成了自己的学术思想。主持国家级项目“李孔定名医传承工作室”工作。擅长治疗内科杂病，特别是呼吸系统疾病，以及脾胃病、复发性口腔溃疡、荨麻疹、扁平疣等疑难病症。创制的“咳喘康复胶囊”配合“三伏贴”治疗慢性阻塞性肺疾病，疗效显著。完成了国家科技支撑计划项目“李孔定临床经验、学术思想研究”等科研课题10余项，主编（参编）《李孔定医学三书》《大国医这样养生》《当代名老中医成才之路》等专著7部，发表学术论文30余篇，获科技进步奖9项。长期承担成都中医药大学研究生教育、成人学历教育工作，承办了成都中医药大学临床研究生课程班、绵阳市中医高级研修班、西医学习中医班、绵阳市中医实用技术培训班、基层医院骨干培训班若干期，培养了大批合格人才。先后被评为四川省优秀青年中医、四川省名中医、四川省中医药学术技术带头人、四川省有突出贡献优秀专家。兼任中国中医药学会感染病专委会常委、老年病专委会委员，中国卫生信息学会中医药分会常委，四川省中西医结合学会常务理事、呼吸专委会常委，四川省中医药学会理事、温病专委会副主任委员、老年病专委会副主任委员，四川省卫生决策专家咨询委员会委员，绵阳市中医学会副会长、内科专委会主任委员，绵阳市政协副主席，农工党绵阳市委主委等职务。

5. 李正荣

李正荣（1962—　），女，汉族，四川省蓬溪县人，四川中医药高等专科学校附属医院门诊部主任，主治中医师。1980年9月开始就读于绵阳中医学校，并师从父亲李孔定学习中医。1983年7月起先后在成都中医药大学绵阳中心函授站和绵阳中医学校（现为四川中医药高等专科学校）工作。曾在重庆中医学校学习骆派推拿技术和成都市第三人民医院进修学习妇产科。擅长活用李孔定临床经验及中西医结合方法治疗妇科盆腔炎、更年期综合征、月经不调、痛经、带下病等常见病及疑难病症。参编医著3部，发表论文5篇，获科技进步奖3项。

6. 赵文

赵文（1963—2016），主任中医师。成都中医药大学兼职硕士生导师、四川省中医药科学院兼职研究员、四川大学道教与宗教文化研究所客座教授。早年随其祖父益卿公学习医学；师从李仲愚、刘立千、李孔定、杨思澍等明师，学习传统医道、藏医及儒、释、道三家之学，发表多篇论文，著作《宗教行为与心理治疗》《医道家课》《医道灵源》《宗教与中医学发微》，参编《李孔定医学三书》

等。主要研究方向为中医哲学与中医经典临床。主要社会兼职：成都中医药学会会长，四川省佛教协会咨询委员会副主席，四川省医学伦理专家委员会副主任。

7. 谭亚萍

谭亚萍（1963— ），女，汉族，湖南耒阳市人。绵阳市中医医院主任中医师，成都中医药大学兼职教授，四川省第四批学术思想和临床经验继承工作导师，绵阳市名中医。

1981 年 9 月至 1986 年 7 月在泸州医学院中医系学习，获大学本科学历，学士学位。1986 年 7 月至今先后在梓潼县中医院、绵阳市中医药研究所、绵阳市中医院工作。1997 年 7 月被遴选为全国名老中医李孔定教授学术经验继承人，跟师学习 3 年，颇得真传。并从事名老中医学术思想和临床经验的整理工作。2001 年 9 月在四川省人民医院进修神经内科 6 个月。2003 年 12 月受医院委派赴香港东华三院工作 1 年。

临床上提倡中医辨证为主，西医辨病为辅，辨证与辨病相结合，扬长补短。临证时审证求因，理法方药突出中医特色。诊断检查则参照西医化验指标，这样对探索中医辨证的规律性和遣方用药的针对性会有所帮助。主张在辨证原则指导下应用古方化裁治疗现代常见病，并能参照药理研究，将某些确经过实验依据的方药付诸实践。在治疗手段上不局限于一方一法，尤其在神经内科疾病的治疗上除了采用中药外，还配合传统针灸治疗、支持性心理治疗等方法。参编专著《李孔定医学三书》一部，发表学术论文《李孔定主任医师治疗皮肌炎经验》等 6 篇。

论著提要

川派中医药名家系列丛书

李孔定

李孔定在行医60多年的生涯中，早年行医乡里，兼科生徒；继入城市，执教于中专及函授大学，1990年以后带教国家级学术传人4名，绵阳市中医高级研修班学员20多名。期间，临床、教学多有心得，曾撰文发诸报刊，或藏之书笥。然数经迁徙，散失颇多。经选撷厘正，交出版社正式出版了《李孔定论医集》《李孔定医学三书》（包括《李孔定论医集》《新方实验录》《医学三字经》三部）。20世纪70和80年代，由绵阳市卫生局组织，李孔定主编了《常用中草药单验方汇编》《绵阳市现代名医录》作为内部刊物。耄耋之年，仍带病笔耕不辍，为带教高研班学员，编写了《本草新识》作为辅助教材。兹介绍如下。

一、《李孔定论医集》

《李孔定论医集》成书于1994年，由李孔定编著，成都科技大学出版社出版。由李孔定将历年著述及当时带教的两名国家级学术继承人景洪贵、张耀撰写的学术论文和医案合编成册，付梓流传。该书分为医经阐释、基础方药、各科临床、诗文鳞爪四个部分。

其中医经阐释部分对《黄帝内经》中的“精”“白汗”“隐曲”和《金匮要略》中的“上气”以及《备急千金要方·大医精诚》中的“经方”等都做了翔实的考证，做出了令人信服的新论断；对《伤寒杂病论》中的“栀子豉汤”“小柴胡汤”和《温病条辨》中的三石汤等都以文献依据和临床事实阐发其义，拨正和扩大其新的应用范围。

在临床诊疗方面考证了“古今同名异义之脉”，提出了“急症用药宜重宜专”“肺病多瘀，治肺需活血”“治痹需察鼻咽，治痹勿忘肺系”“治淋需调肝，疏泄利而陈莝去”等新的观点；创制了治手癣的乌梅贯众汤、治牙髓炎的鸡猪煎、治疗淋巴结核的消瘰汤、治胃病的胃炎灵、治湿疹的脱敏合剂、治肺心病的金水交泰汤等数十个新方。该书还介绍了李孔定应用草药治病的宝贵经验，丰富了临床用药。书中涉及了内、外、妇、儿诸科病种，其中多为疑难病症，李孔定在治疗上屡起沉疴，获同仁和患者称道。该书所载案例均为李孔定及弟子临证实录，反映了李孔定的学术思想和临床经验。

该书第四部分是十四首与中医学术有关的诗文，其内容丰富、文笔流畅，足以开人眼界、启迪思维、勉人奋进，是融思想性和艺术性为一体的佳作。

该书最后刊载了李孔定撰写的《李孔定是怎样带教学术继承人的》和《中医队伍人才结构刍议》，对现在中医的师承工作、中医人才队伍培养有着重要的指导作用。

综上，该书展现了李孔定雄厚的古汉语基础，扎实的中医学理论基础，丰富的临床、教学经验。值得中医界同仁及莘莘学子细细品读，必受益良多。

附:《李孔定论医集》书中主要论文发表情况

1. 李孔定 . 甘草粉蜜汤的争鸣［J］. 中医杂志，1958，12：850.

2. 李孔定 .《黄帝内经》中的“精”有物质精神两义［J］. 陕西中医，1992，12：563.

3. 李孔定 . 何谓“不得隐曲”［J］. 成都中医学院学报，1982，1：83.

4. 李孔定 . 对《伤寒杂病论》厥阴病的看法［J］. 陕西中医，1981，2：41.

5. 李孔定 .《金匮》白汗小议［J］. 成都中医学院学报，1986，2：4.

6. 李孔定 . 为什么说小柴胡汤是和解剂的代表［J］. 四川中医函授，1988，4.

7. 李孔定 .《温病条辨》中的辩证法思想初探［J］. 杏林学刊，1985，2：6.

8. 李孔定 .《大医精诚》中几个词句的异解［N］. 中医报，1987-1-17.

9. 李孔定 . 脱敏合剂治疗荨麻疹和湿疹 178 例［J］. 成都中医学院学报，1994，3：23.

10. 李孔定 . 治疗风湿病的点滴体会［J］. 四川中草药通讯，1976，1：36.

11. 李孔定 . 略论精虚生湿的机理和治疗［J］. 上海中医药杂志，1998，4：40.

12. 李孔定 . 由泽漆汤想到草药［J］. 山东中医杂志，1986，2：45.

13. 李孔定 . 中草药煎剂治疗钩虫病 164 例疗效观察［J］. 四川中草药通讯，1973，3：39.

14. 李孔定 . 四逆散临床应用体会［J］. 四川中草药通讯，1973，4：30.

15. 李孔定 . 辨古今同名异义之脉［J］. 函授教育通讯，1982，3：9.

16. 李孔定 . 对茯苓四逆汤证病机的认识［J］. 四川中医，1983，2：17.

17. 李孔定 . 三石汤的证治讨论［J］. 四川中医函授，1989，4：19.

二、《温病三字经》

《温病三字经》由李孔定于20世纪70年代撰著。李孔定在数十年行医过程中，深感温病为害最烈，历史上曾多次出现“家家有僵尸之痛，室室有号泣之哀；或阖门而殪，或覆族而丧”的悲惨境况。而历次的瘟疫流行，中医药特别是温病学都起到了扶危济困的作用。近代如蒲辅周用白虎汤及白虎加苍术汤、郭可明以白虎汤（重用生石膏）和清瘟败毒饮、安宫牛黄丸等成功治疗流行性乙型脑炎。本书将温病学内容按照温病的辨证、治疗纲要，仿《医学三字经》之例，以韵文形式编著，每条经文下又有简明的条文释义。后附自撰的温病方歌证咏，展卷即一目了然，方歌则以利记诵，每方药物常用剂量、临证加减、煎服法均详尽述之。附温热病典型医案七则，从中可窥李孔定临证一斑。

近年来，随着新的传染病如传染性非典型肺炎（SARS）、禽流感等的出现，由于目前尚缺少针对病因的治疗，广大的临床医家所面临的挑战越来越艰巨。现有报道在SARS治疗时，中医中药的参与较单纯西医治疗有明显的优势。而诸如禽流感、甲型流感等温病，中医治疗亦有显著的疗效。故学习中医温病学，在当今社会仍有着重要的实用价值和现实意义。《温病三字经》实是中医初学者和临床中医师的必备读物。

三、《新方实验录》

《新方实验录》是由李孔定学术继承人沈其霖、谭亚萍及弟子将李孔定数十年所创新方及医案整理编撰，并由李孔定亲自审定而成。李孔定临证遵《黄帝内经》、师仲景、法东垣、效鞠通，治学严谨，医道精深，潜心理论，尤重临床，是一位有强烈事业心、责任感，善于独立思考，敢于创新。他认为随着现代科学的发展，能检测出古人不知的疾病，且随着气候、环境、饮食、生物等因素的变易又滋生出许多新的病症，古方已不能完全适应当今现实的需要，根据多年临床实践，创立新方41首，以应41种病症。该书以新方名为索引，每方下有药物组成、剂量、主治病证、方解、随证加减、服用禁忌等以便用；咏以方歌以便记；

附学术传人记案以证验。其中大多医案有一剂知，二剂已，甚则覆杯而愈的效果。病案记载详尽真切，能让读者有身临其境的感觉。书后附新方中涉及的草药36味，注明了草药的来源、性味功效、现代药理和常用剂量。读者若能以此为助，积累经验，开发思维，提高临床疗效，发展中医事业，方乃李孔定出书之本意也。

四、《常用中草药单验方汇编》

20世纪70年代初，广大医务人员遵循毛泽东“备战、备荒、为人民”和“把医疗卫生工作的重点放到农村去”的指示，掀起了大办合作医疗，大搞中草药群众运动。在此背景下，绵阳地区卫生局组织人员，号召全地区群众采药献方，收集了具有平站结合、防治结合、中西结合的常用中草药和单验方，由李孔定参与主编，集编成册，于1971年6月内部出版。本书介绍了绵阳地区常用草药的一般性知识，包括认药、采药、制药、用药的常识，并对有关植物形态知识做了简明介绍。收藏了本区常用草药400种，其中绝大部分资源丰富，易于采集使用，收藏单、偏、验方586个，绝大部分是经过实际应用疗效较好的。

本书对当今中草药资源调查、发掘民间验方、拯救草药使用经验仍有着重要意义。

五、《绵阳市现代名医录》

绵阳市是川西北重镇，历史悠久，文化灿烂。在这块富饶而美丽的土地上曾经孕育成长了不少名人大家。前如李白、文同，后如王右木、袁诗荛、海灯等皆为人所共仰。中医界亦名贤辈出，前如涪翁、程高、郭玉、李助、李珣均已名列经传，后如萧龙友、蒲辅周、宋鹭冰等皆为一代名流。

1986年5月，绵阳市卫生局和绵阳市中医学会组织编写了《绵阳市现代名医录》，由李孔定主编。遴选了28名出生于本市或在本市长期工作过的著名中医，当时的遴选标准：一是已故但尚能收集其较完整的资料者；二是健在但年龄在70岁以上者。书中记载了28名前辈的生平传记、学医经历、成才之路、临床经验及学术思想、擅治病种和特色治疗方法等，案例生动翔实，先贤名医为中医事业所做出的杰出贡献和他们的道德风范，令后人追怀景仰。本书彰显先贤业绩，一展名医风范，对他们的学术成就和临床经验的世代传承，充分发挥中医的影响和作用，推动中国中医药事业的健康快速发展有着重要的价值。

六、《本草新识》

历代医家一贯以四气五味、升降浮沉、归经为理论来阐述中药的药性和功效。近代以来，随着科学的发展，不断有人通过对中药有效成分的研究，分离出多种有生物活性成分的化合物，并研制成新药而广泛应用于临床。现代中医有很多都是在运用中医辨证论治的同时，参照了现代中药药理，进一步提高临床疗效。

李孔定在治疗结核病时，发现辨病与辨证相结合，并选用有抗结核药理作用的中药，不仅消除了疾病的症状，而且病灶也得以消除，成功治疗了多种结核病。遂利用业余时间，根据近贤中药药理论著分类成章，辑载了中药化学成分与疗效的关系、中药炮制引起化学成分变化对疗效的影响、现代中药药理分类。包括抗感染药、作用于神经系统、内分泌系统、循环系统、呼吸系统、泌尿系统、生殖系统、五官、代谢系统、骨骼系统、皮肤系统、免疫系统药物及解毒药、抗溃疡药等。对临床医师的用药起到了重要的指导作用。本书的科学性、实用价值很高，不论对基础药理、中药药理、临床药理科研人员，还是对广大医生，都是不可多得的参考书。

养生心悟

川派中医药名家系列丛书

李孔定

一、李孔定养生经验体会

1. 饮食有节，起居有常

李孔定年轻时因工作忙碌对饮食起居并未在意，喜食油荤，吸烟饮酒均不禁忌。1984 年在单位组织体检时发现血压、血糖偏高，这才引起李孔定重视。自此，李孔定的饮食搭配以“荤素结合素为主，粗细相配无偏颇”，不食过甜、过咸、过辣之品，生活节奏规律可循。每天早上 6 时起床，中午午休 1 小时，定时夜寝，每日沐浴 1 次。李孔定凭借坚强的毅力戒除烟酒，严格控制饮食，并配合服用中药，未服用西药就将血压和血糖控制正常。

2. 运动健身，持之以恒

李孔定年轻时勤奋好学，拜多位名师。出道 5 年就享誉蓬溪，每日诊病上百名，难有闲暇之时。20 世纪 60 年代，那个疯狂的时代，很多人不务正业，李孔定不想浪费大好时光，潜心于草药的研究。并向当地的多位草药医师请教，经常攀山越岭，采挖草药。因此，他对草药的认识、鉴别和使用有丰富的经验，同时山中怡人的空气和经常的攀爬运动给李孔定带来健康的体魄。

坚持做健身运动，亦是李孔定养生经验之一。平素每天早上醒来李孔定先在床上做自我按摩，方法是先用双手指做梳头动作，60 次，然后用手掌浴面 60 次，再依次按摩胸部膻中、中脘，腹部气海、关元，下肢的足三里、涌泉等穴位。起床后练八段锦 2 遍。数十年来，持之以恒，精力充沛，应对繁重的诊疗工作和行政事务毫无倦意。

3. 淡泊名利，诗书怡情

李孔定为人宽厚，性情开朗、乐观，平易近人，淡泊名利。对患者怀仁慈之心，无论再忙再晚，只要病人求诊，李孔定都不会拒绝，对贫困患者李孔定还常解囊赠送药资。李孔定常说，宽厚则少烦恼，才会纳香寐佳，自然身体健康。

对于养生李孔定认为还要有广泛的兴趣爱好，如琴棋书画，可陶冶性情。而读书则为李孔定平生最好。李孔定读书，除了医学书籍，还广涉儒、道、释、兵、法各家及史、哲、诗、词诸学。并有每晚均要读书后才能睡觉的习惯，否则总觉少了一事未做而难入寐。近2年应诊时间减少，则上午读书，下午常与老伴一起到书店看书，发现有相关的新书，则一定会购买，现家中藏书已达五千册，并常购书赠送给弟子。

除了读书，李孔定还爱好吟诗和书法，是四川省楹联学会会员和绵阳诗词学会理事，其所作诗词格律工整，音韵铿锵，意境深远，蓬勃昂扬。数十年来，李孔定在报刊及绵阳诗词刊物上发表诗词上百首，现正在整理欲交出版。书法则以魏碑擅长，挥毫泼墨，笔迹遒劲。在2007年绵阳市名医馆成立之时，李孔定作《名医馆赋》以庆贺，墨宝现镌刻在绵阳市名医馆壁上。

4. 老骥伏枥，传承永年

李孔定常谆谆告诫弟子，人生要有个奋斗的目标，人活在世上便是为着这个目标而不断奋斗，如果没有自己所追求的目标，生活将会变得很空虚。有目标才有动力，也会让自己的生活增添许多乐趣，使自己生活得多姿多彩，为社会做贡献而成为一个有用的人！在赠给弟子的书籍扉页上写有“天行健，君子以自强不息”，以此勉励弟子。李孔定一生，也一直践行着孔子“好学近乎知，力行近乎仁，知耻近乎勇”及《春秋左氏传》中的“太上有立德，其次有立功，其次有立言”句。立德做人，立功做事，立言做学问，李孔定均已臻至高境，为绵阳的中医事业做出了巨大的贡献，从授课育人、带教学生及国家和省市级学术经验继承人，李孔定弟子遍布川西北各地，支撑起中医事业的一片天空。现虽病重，仍念念不忘中医之传承，做“莫道桑榆已晚，欲栽杏树成林”和引曹操“龟虽寿”中“老骥伏枥，志在千里；烈士暮年，壮心不已。盈缩之期，不但在天；养怡之福，可得永年”自勉，现仍每周坚持应诊，给弟子批改文章，生活忙碌而充实。

5. 琴瑟和谐，家庭和睦

李孔定身体的健康，还归功于有一个善良、温柔、贤淑、知书达理的夫人，师母张应玲多年来悉心照顾老师的生活起居，早上出诊前要给老师准备茶杯，放上少许西洋参、枸杞子等，出诊时饮用，可供在应诊不能按时下班时增加体力。应诊回家，已准备好可口的饭菜。在老师生病期间，师母一直伺伴左右，出院后煎药等事务均是师母亲为。师母与老师有共同的爱好，在书法、诗词方面亦有相当的造诣，经常一起探讨。空闲之时，二老相携，约朋友到郊外游览，既锻炼了身体，又愉悦了性情。

李孔定膝下儿女均事业有成，家庭和睦，孝顺老人。从事中医工作的有5人，均是单位的栋梁之材，继承了李孔定的学术思想和临床经验，李孔定深感欣慰。

故夫妻恩爱有加，琴瑟和谐，家庭和睦幸福也是养生的重要因素。

二、李孔定临床养生指导要点

1. 未病先防

在治病与养生的关系上，李孔定认为两者密不可分，当整体对待。生病多因于不善养生。李孔定引《三因极一病证方论·三因论》将病因分为内所因、外所因、不内外因。其云："六淫，天之常气，冒之则先自经络流入，内合于脏腑，为外所因；七情，人之常性，动之则先自脏腑郁发，外形于肢体，为内所因；其如饮食饥饱，叫呼伤气，尽神度量，疲极筋力，阴阳违逆，乃至虎野狼毒虫，金疮折，疰忤附着，畏压溺等，有悖常理，为不内外因。"而三因之中，外所因之六淫等邪气得以侵袭人体而发为疾病，与人体的正气密切相关。正如《灵枢·百病始生》所言："风雨寒热不得虚，邪不能独伤人。卒然逢疾风暴雨而不病者，盖无虚，故邪不能独伤人。此必因虚邪之风，与其身形，两虚相得，乃客其形。"而内所因之七情伤人，则是情志不调，令疾病生于内也。而不内外因中能节制饮食劳逸，"无犯王法""不立危墙之下"，平时谨慎，亦可免去大半也。

而养生得宜则能不病或少病，而享长寿。《素问·上古天真论》云："上古之人，其知道者，法于阴阳，和于术数，食饮有节，起居有常，不妄作劳，故能形与神俱，而尽终其天年，度百岁乃去。"又云："夫上古圣人之教下也，皆谓之虚邪贼风，避之有时，恬惔虚无，真气从之，精神内守，病安从来。是以志闲而少欲，心安而不惧，形劳而不倦，气从以顺，各从其欲，皆得所愿。"如此从饮食起居、劳逸结合、慎避邪气、志闲少欲等多个方面养生，方能不病少病，尽终天年。

2. 动以"体疗"

李孔定在治病之时，许多病种均常配合运动以进行治疗，并称之为"体疗"。

体疗的功用在于使气血流通，强身健体。运动治疗主要包括 2 个方面：一是虚弱类疾病，如咳喘、脾胃病等在服药治疗的基础上，应适当运动。如练习太极拳、八段锦等中医养生功，或是按摩经络穴位以调畅气血。二是对于一些因为平时姿势不良或劳损所致的疾病，李孔定强调运动以疏通局部气血，减轻症状，并防止复发。如颈椎病、腰椎病，在内服药的基础上，叮嘱病人做运动锻炼，如颈部体操、腰部体操等，不宜久坐、上网过久、伏案工作过久，注意不提过重之物以免导致颈背腰的肌肉劳损，对颈椎病还要求合适的睡枕。

3. 情以“心疗”

情志治疗，李孔定又称之为“心疗”。李孔定认为，平素宜养心。旷达乐观，正确面对现实，憧憬前程光明，修身养性自然少病。而俗语言“人非草木，孰能无情”。七情不和，每令病起于内，故调和情志亦是养生的重要内容。

李孔定幼习诗书，从广博的传统文化中汲取了大量的精华。李孔定认为养心当重修身养性，早年当效法家，锐意进取；中年当学儒家，平和中庸；晚年宜仿道家，志闲少欲。而“虚一而静”则当贯穿始终。虚者，言淡泊而明志也；一者，言好学深思，不可三心二意，旁骛过多；静者，宁静而致远也。

《素问·举痛论》：“百病生于气也，怒则气上，喜则气缓，悲则气消，恐则气下，寒则气收，炅则气泄，惊则气乱，劳则气耗，思则气结。”

临床上郁证、脏躁、梅核气以及脾胃之疾、哮喘、湿疹等疾病，多与情志相关。故而李孔定在治疗之时，除用药物调治之外，常重视心疗，以语言劝慰患者，并嘱其调畅情志，适当活动，多与人交流，同时亦嘱病人家属多安慰疏导患者，从而调和七情而助病情缓解。要多培养一些兴趣爱好比如听音乐等方式来陶冶情操，进行放松训练等心理调控方法，来使自己保持一个良好的心境。

对患重病如突然中风，或发现患癌症，或家中突然的变故，患者的心理常受到突然打击而出现心境低落，对生活失去勇气，治疗不配合。李孔定常给患者讲解疾病的有关知识，树立战胜疾病的信心，消除紧张恐惧抑郁情绪，减轻压力，并嘱患者家属应对患者进行鼓励和开导，协助患者克服恐惧、抑郁、自卑、依赖等心理。

4. 饮食调摄，药食并用

早在两千多年前，我们的祖先就懂得了“药食同源”“以食治病”的道理。

周朝专门设“食医”，掌管帝王的饮食营养。著名的东汉医学家张仲景创制的“当归生姜羊肉汤”这一食疗名方，至今广为使用。再如隋朝医家巢元方在《诸病源候论》中提到了羊肝能治雀盲、眼干燥症，也是后世行之有效的方法之一。唐代医家孙思邈在《备急千金要方·食治》中指出：“夫为医者，当先洞晓病源，知其所犯，以食治之，食疗不瘥，然后命药。”并说：“若能用食平疴，适性遣疾者，可谓良工，长年饵老之奇法，极养生之术也。”可见古代医家是提倡以食治病的。当今之人，对养生有着浓厚的兴趣，有很多人服用各种保健品，但疗效常受到诟病。

李孔定在多年临床实践中，深谙食疗养生之妙，常寓药于食，食药并进。根据病情的性质选择药物，或为药茶，或为药粥，或烹为肴馔，每日食用，对体弱多病者服用后可增强体质，减少发病次数。对慢性病、疑难病则能明显提高临床疗效。今总结部分食疗方药如下：

①山药芡实粥

［组成］山药30g，芡实30g，炒白扁豆30g，大米适量。

［用法］将山药、芡实、白扁豆浸泡1小时后与大米同煮粥服食，每日1～2次。

［功效］益气健脾止泻。

［主治］慢性肠炎，表现泄泻或便溏，伴食欲不振、神疲乏力者。

②益气固肾粥

［组成］山药15g，芡实15g，红枣15g，黄芪15g，大米适量。

［用法］将山药、芡实浸泡1小时后与大米、红枣、黄芪同煮粥，服食时挑出黄芪，每日1～2次。

［功效］益气健脾，固肾摄精。

［主治］慢性肾炎、肾病综合征、慢性肾盂肾炎、小便常规检查有蛋白者。

③百合羹

［组成］百合30g，蜂蜜适量。

［用法］将百合用冷水浸泡1小时，择去杂质，洗净，放入小锅内，加适量冷水，用文火煮烂，放入蜂蜜搅匀即可食用。每日1次。

［功效］养阴润肺。

[主治] 久咳、萎缩性胃炎、痛风。

④降脂茶

[组成] 枸杞子 10g，丹参 10g，山楂 10g，草决明 10g，绞股兰 10g。

[用法] 将上药洗净后放入茶杯中用沸水冲泡，代茶饮。

[功效] 补肾活血降脂。

[主治] 血脂异常。

李孔定配制食疗养生方剂，常随病证选用气味平淡的药物，使患者乐于接受。由于病症的变化多端，选方用药亦随证变化，故未一一列举。

学术年谱

川派中医药名家系列丛书

李孔定

1926年5月1日：出生于四川省蓬溪县新胜乡老井湾。取名“绪宝”，字“孔定”。

1932～1942年：在家乡私塾学习训诂经史词章及书法。

1943～1946年：在乡小学任教员。

1947～1950年：拜师李全五、何成章学习中医，并从名士邓文伯游。

1951～1955年：在家乡个体行医。

1956～1957年：在重庆中医进修学校专修班学习，受教于任应秋、胡光慈，协助李倩侠编写《温病新义》《实用针灸疗法》。

1957～1958年：在蓬溪县仙鹤乡联合诊所行医、带徒。在《四川卫生通讯》1957年第4期发表《玉米须治疗肾炎》。

1958～1977年：在蓬溪县中西医进修学校任教、行医。1959年秋末，痄腮流行，蓬溪县城幼儿鲜能幸免。诸医以银翘散为主方进行治疗，效果不显。李孔定按三型分治，应手取效，医名大振。在《中医杂志》1958年第12期发表《甘草粉蜜汤的争鸣》；1959年第4期发表《治疗钩虫病经验一隅》；1960年第3期发表《陈希鲁医案（水肿、破伤风、热入血室）》。在《四川中草药通讯》1973年第3期发表《中草药煎剂治疗钩虫病164例疗效观察》；1973年第4期发表《四逆散临床应用体会》；1976年第1期发表《治疗风湿病的点滴体会》。编印发行《蓬溪县常用中草药手册》《绵阳地区中草药手册》《常见病中草药防治手册》《常用中草药单验方汇编》《温病三字经》《医案选编》《新编药性歌括》等。1961年当选为蓬溪县第四届人大代表。1963年当选为蓬溪县第五届人大代表。1965年当选为蓬溪县第六届人大代表。

1978年：借调绵阳地区卫生局主编《绵阳地区名老中医经验交流集》。同年底，调绵阳中医学校任教。当选为蓬溪县第八届人大代表。

1979年：在四川省中医学会首届代表大会及学术会交流《五运六气撮要》。当选为四川省中医学会常务理事、绵阳地区中医学会会长，被推选为《四川中医》杂志副主编。

1980 年：定职为主治医师，任绵阳中医学校教务处主任，旋升副校长。

1981 年：晋升为副主任医师。创办成都中医学院绵阳地区中心函授站，任站长。在《陕西中医》发表《我对〈伤寒论〉厥阴病的看法》。参加四川省科协举办的日语学习班学习。当选为三台县第九届人大代表。

1982 年：任《四川中医》杂志副主编。在《成都中医学院学报》发表《何谓“不得隐曲”？》；在《广西中医药》发表医案二则（舌纵、经行吐血）；在《函授教育通讯》发表《切脉歌》《辨古今同名异义之脉》《祛风湿药》；在《成都中医学院学报》发表《为〈如何办好中医学院〉续貂》。绵阳中医校 1982 届一批优秀毕业生被迫改行，他奔走呼号，终于在当时的四川省委副书记聂荣贵过问下得到纠正。

1983 年：在四川省仲景学会第一次年会交流“《伤寒论》看仲景对脉学的贡献”；在《四川中医》发表《对茯苓四逆汤证病机的认识》；在《四川中医函授》发表《厥证》《〈素问 · 太阴阳明论〉选讲》《〈素问 · 痹论〉选讲》。被四川省卫生厅授予省卫生工作先进工作者。

1984 年：在四川省仲景学会第二次年会交流《〈伤寒论〉琐谈》；在《上海中医药杂志》发表《略论精虚生湿的机理和治疗》；在《四川中医函授》发表《古方今病，适事则能》。任四川省中医学会仲景学术委员会副主任委员。当选为三台县第十届人大代表。

1985 年：在《杏林学刊》发表《医话二则》；在《四川中医函授》发表《病机浅释》《病证析疑》《〈温病学〉内容简介》；在《杏林学刊》发表《〈温病条辨〉中的辩证法思想初探》。参编《中医奇证新编》《中医精华浅说》《长江医话》。任绵阳市第一届人大常委会委员。

1986 年：在《山东中医杂志》发表《由泽漆汤想到草药》；在《四川中医函授》发表《〈大医精诚〉语译》；在《成都中医学院学报》发表《〈金匮〉白汗小议》。被成都中医学院评为高等函授教育优秀教师。

1987 年：晋升为主任中医师，聘为成都中医学院兼职教授。主编《绵阳市现代名医录》，在《中医报》1 月 17 日发表《〈大医精诚〉中几个词句的异解》，在《中药事业报》发表《益气养阴的五味子》，参编《伤寒明理论》。《健康报》10 月 24 日登载《医林集萃 · 李孔定》。

1988年：在《四川中医函授》发表《为什么说小柴胡汤是和解剂的代表》。《绵阳市现代名医录》获绵阳市社科优秀成果二等奖。

1989年：在《四川中医函授》发表《岐黄新秀遍岭南，函大硕果满杏林》；在《中医报》发表《百日咳证治杂谈》；在《四川中医函授》发表《三石汤的证治讨论》《〈金匮要略〉中几个问题的商讨》；在《中国中医药报》发表《七律·祝贺朱良春先生从医五十周年》；在《重庆中医药杂志》发表《〈内经〉中的"精"可指精神意识》。参编《中国五脏病学》；《重庆中医药杂志》第4期发表其弟子沈其霖文章《李孔定宫血宁汤治疗宫血的体会》。参与"四川省名老中医学术思想与临床诊治经验总结研究"课题；总结的"瘰疬的治疗"专题获四川省中医管理局奖励。

1990年：任农工党绵阳市委主任委员，绵阳市第二届人大常委会委员。在《四川中医函授》发表《〈医古文〉函大教材引文正误》；在《中国中医药报》发表《喜读〈朱良春用药经验〉词一首》；在《中国中医药报》发表《七律·祝贺〈中国中医名人辞典〉问世》。弟子沈其霖在四川省第二届中医外科年会上交流《李孔定外科验案三例述评》。

1991年：被人事部、卫生部、中医药管理局确定为全国500名老中医药专家学术经验继承工作指导老师之一，带教了张耀、景洪贵两名高徒。在《中国中医药报·名医名方录》发表《消瘰汤、完疝汤》；在《医古文知识》发表《初解〈金匮〉第七篇标题中的"上气"》；在《实用中医药杂志》发表《风温夹湿之管见》。"龙虎丹外用临床研究"获四川省科技进步三等奖。《四川中医函授》发表弟子沈其霖文章《老中医李孔定治疗结核经验》；《四川中医》发表冯进文章《李孔定老师论栀子豉汤功效》。入编《四川省医药卫生志》。

1992年：被中共四川省委、省人民政府授予"有突出贡献优秀专家"称号。在《陕西中医》发表《〈内经〉中的"精"有物质精神两义》，在《中国中医药报》发表《鸡猪煎治疗牙髓炎费省效宏》；在《实用中医药杂志》发表张耀、景洪贵撰写的《李孔定治疗恶寒证验案二则》；《中医杂志》发表沈其霖、李正荣文章《李孔定治疗瘰疬经验介绍》；《中医函授通讯》发表景洪贵、张耀文章《李孔定运用四逆散经验举隅》。入编《前进论坛·农工名医谱》。《四川日报》1月14日登载杜永宁文章《李教授"叩门"行医》。《绵阳日报》5月21日登载杜永宁文章《老中医的奉献——记中医专家李孔定教授二三事》。《四川蓬溪县志资料》登载《中医药专家李孔定》。

1993 年：当选为绵阳市第二届政协副主席、第七届四川省政协委员。《中医杂志》发表张耀、景洪贵文章《李孔定治疗慢性肺心病的经验》《李孔定治肺需活血的临床经验》。“脱敏合剂临床研究”获绵阳市人民政府科技进步三等奖。

1994 年：出版《李孔定论医集》。在《成都中医学院学报》发表《脱敏合剂治疗荨麻疹和湿疹 178 例》;《浙江中医杂志》发表景洪贵、张耀文章《李孔定治疗顽固性胃脘痛的经验》;《新中医》发表张耀、景洪贵文章《李孔定诊治糖尿病经验介绍》;《实用中医药杂志》发表张耀、景洪贵文章《李孔定应用虫类药经验举隅》。“李孔定学术经验研究”获绵阳市人民政府科技进步二等奖。《绵阳日报》4 月 1 日发表《卫生名人——中医专家李孔定》(作者：邹晓光、杨卫华)。

1995 年：在《中国中医药报》发表《坚持继承和发扬的方针》。《中国农村医学》发表张耀文章《李孔定治疗慢性肾炎经验介绍》;《中国农村医学》发表张耀文章《李孔定治疗痹证的经验》;《新中医》发表景洪贵、张耀文章《李孔定治疗妇科病经验拾萃》。向中共绵阳市委书记冯崇泰递交以培养中医高级临床人才为主的五条建议，引起高度重视，市政府为此每年拨出 40 万中医专款支持发展中医事业。当选为绵阳市第三届政协副主席、绵阳市陶行知研究会副会长。《四川政协报》10 月 20 日登载石鉴明文章《名老中医李孔定壮心不已》。

1996 年：调入绵阳市中医药研究所（2000 年并入绵阳市中医院）从事临床诊疗及学术传承教学工作。提出“关于中医医院的现状和今后如何发展的建议”，并建议“充分利用草药资源，积极收集民间验方”，受到重视。《四川日报》5 月 7 日登载肖孝明文章《一生精力事岐轩——访全国名老中医药专家李孔定》。

1997 年：再次被确定为国家级名老中医药专家学术经验继承工作指导老师，开办首届中医高级研修班，带教谭亚萍、马文红、李时民、罗先涛、叶海燕、吴沅明、敬博等 7 名学员。在《绵阳科技报》发表《浪淘沙 · 市科技专家迎春座谈会》；在《中国中医药报》发表《金水交泰汤》;《中华中医药学刊》发表景洪贵、张耀文章《李孔定主任医师治疗痹证经验撷菁》;《绵阳日报》10 月 18 日登载马文红文章《老骥伏枥，志在千里》。

1998 年:《成都中医药大学学报》发表《咳喘康复胶囊治疗慢性支气管炎 152

例》。入选“科学中国人·中国专家人才库”。卫生部副部长兼国家中医药管理局局长佘靖到绵阳看望。《绵阳日报》10月10日登载刘志平文章《市中医高研班被誉为名医摇篮》。

1999年：“咳喘康复胶囊临床研究”获绵阳市人民政府科技进步三等奖。《实用中医药杂志》发表谭亚萍、罗先涛文章《李孔定治疗肝硬化定时寒热如疟经验》。事迹入编《当代名中医风采录》。

2000年：事迹入编《当代名老中医图集》。

2001年：退休，坚持门诊诊治疑难病症，带教学术传人，研读中医经典，撰写学术论文，参加学术讲座。编写出版《新方实验录》。《绵阳晚报》8月7日登载任清良文章《老教授的读书人生》。

2002年：任绵阳市中医学会第五届理事会名誉会长。

2003年：“培养高级中医人才的方法与途径”获评绵阳市人民政府科技进步三等奖。在《绵阳日报》发表《依山附海，尽能尽责》，在《中国中医药报》发表《无限风光入眼帘》，在《新中医》发表《致邓铁涛教授函》。入编《方药传真——全国老中医药专家学术经验精选》。

2004年：《新方实验录》获绵阳市人民政府科技进步三等奖。4月22日在《绵阳广播电视报》发表《慎食蕨菜、蕨根》。

2006年：被四川省人民政府表彰为“四川省首届十大名中医”。承办四川省中医药管理局项目“李孔定主任医师学术经验研修班”和“绵阳市农村实用中医技术培训班”，亲自编写教材，并担任主讲教师。《李孔定医学三书》（沈其霖、赵文、谭亚萍主编）由四川科技出版社出版。编印《常用草药》。《成都中医药大学学报》发表沈其霖文章《李孔定教授治疗皮肌炎经验》；《实用医院临床杂志》发表沈其霖文章《李孔定教授治疗疑病经验撷菁》；《中国中医急症》发表沈其霖文章《李孔定清润化解汤治疗间质性肺炎35例》；《四川中医》发表沈其霖文章《金水交泰汤加减治疗慢阻肺78例》。“李孔定学术思想临床经验总结研究”获评绵阳市市直机关创新项目一等奖。查出身患癌症并转移。

2007年：招收第二期中医高级研修班（高玉娟、袁晓鸣、秦万玉、董正东、倪明、敬才均、高兴松、王昕、费一轩、李华成、王祥双、高锋、聂采利、蒲德甫）。带病坚持门诊查房、带教学员。卫生部副部长兼国家中医药管理局局长王国强到绵阳看望李孔定。

2009 年：“李孔定名医工作室”被中华中医药学会评为“全国先进名医工作室”，李孔定荣获“中医药传承特别贡献奖”。出席“四川省中医药文化宣传月活动”的卫生部副部长兼国家中医药管理局局长王国强再次到绵阳看望李孔定。

2011 年：因病于绵阳逝世，享年 85 岁。

2012 年：国家“十一五”支撑计划项目“李孔定临床经验及学术思想研究”获评绵阳市人民政府科技进步三等奖。